微信扫码获取配套学习资源

零基础学中医微信群
旨在为读者打造线上共同学习中医传统疗法的微信社群。

加入零基础学中医微信群

 可以获得丰富的学习资源；

 可以与全国读者分享学习中医的经验。

 可以与专家交流，获得专业、权威的指导。

如何加入微信群？

1. 微信点击"扫一扫"；
2. 扫描左侧二维码；
3. 根据提示加入学习交流群；
4. 回复关键字，获取更多增值服务。

零基础巧取穴位

郭长青 ◎ 主编

青岛出版社
QINGDAO PUBLISHING HOUSE

图书在版编目（CIP）数据

零基础巧取穴位 / 郭长青主编. — 青岛：青岛出版社，2019.7
ISBN 978-7-5552-8394-2

Ⅰ.①零… Ⅱ.①郭… Ⅲ.①选穴—基本知识 Ⅳ.①R224.2

中国版本图书馆CIP数据核字（2019）第130757号

《零基础巧取穴位》编委会

主　编：郭长青
编　委：王迎春　康翠苹　丁　雪　陈国锐　李佳兴　付亚娟
　　　　寇乾坤　崔　颖　王艳娥　姜　茵　张玲玮　吴朋超
　　　　杨利荣　王文静　盛利强

书　　名	零基础巧取穴位
	LING JICHU QIAOQU XUEWEI
主　　编	郭长青
出版发行	青岛出版社
社　　址	青岛市海尔路182号（266061）
本社网址	http://www.qdpub.com
邮购电话	0532-68068026　13335059110
责任编辑	王秀辉
装帧设计	曹雨晨
穴位挂图	赵演祝
照　　排	青岛双星华信印刷有限公司
印　　刷	青岛北琪精密制造有限公司
出版日期	2019年9月第1版　2019年9月 第1次印刷
开　　本	16开（710 mm × 1010 mm）
印　　张	12.5
字　　数	150千
图　　数	120幅
印　　数	1-8000
书　　号	ISBN 978-7-5552-8394-2
定　　价	45.00元

编校印装质量、盗版监督服务电话　4006532017　0532-68068638

建议陈列类别：中医保健

让经络伴你健康长寿

现代人总是将城市中四通八达的道路看作城市的动脉，当道路畅通时，城市的运转就会井然有序；当道路拥堵时，城市的运转就几近瘫痪。其实，我们的身体就跟这座城市一样，经络血脉就如同城市里的道路，是气血运行、联系脏腑、沟通内外的重要通道。它借助气血将营养物质源源不断地输送至各个脏腑、组织，使后者获得充足的濡养，以维持旺盛的新陈代谢，来保证各项生理机能的正常运行。

当气血不能将营养物质及时输送至人体各处时，人体抵御外邪的能力就会变弱，进而导致相应脏腑发生病变，各种疾病也就由此而生。因此，古人说："五脏之道，皆出于经隧，以行气血，血气不和，百病乃变化而生。"经络通畅了，气血也就能运行顺畅，人体抵御外邪的能力变强了，疾病自然也就处处躲着你走。

自古以来，众多名医圣手便极为重视人体经络，更总结出了一系列借助经络来治病疗疾的有效疗法。他们利用人体经络的特殊作用，通过对身体局部经穴的刺激引发感应及传导，最终抵达病所，以达到调整疾病虚实、抵御病邪的目的——这就是传统中医流芳百世的针灸、按摩、刮痧、拍打、拔罐、艾灸等疗法。

这本书围绕中医理论的经络学说，对经络穴位、功效主治、取穴技巧、经络疏通等内容做了较为系统、全面、详细的解读。其中涉及了按摩、刮痧、拍打、拔罐、艾灸、健身、瑜伽等众多疗法，更结合家庭常见病，有针对性地讲解了经络疗法的实际应用及健康提示、饮食补养等小知识。相信读者必能从中学到许多有益健康的知识和技巧，从而拥有健康的人生。

本书的使用方法

本书采用真人立体骨骼图片，配合每个穴位的标准定位和取穴技巧的讲解，让读者在取穴时一看就懂，一学就会。围绕人体经络、穴位功效、经络疏通以及按摩、刮痧、拍打、拔罐、艾灸、健身、瑜伽等健康疗法加以深入浅出地讲解。同时，附加了13种家庭常见病的经络疏通方法，以及健康提示、饮食调养等知识，简洁实用，是家庭保健的常备之选。

穴位名称
在这里你能找到你想要查找的穴位名称。

主治病症
你可以阅读这里了解该穴位的具体功效及所主治的病症。

取穴技巧
通过真人示范，告诉你最简单、准确、快速找到该穴位的方法。

人迎穴
所属经络：足阳明胃经。
主治病症：头痛、眩晕、咽喉肿痛、气喘、胸满喘息等。

巧取穴位

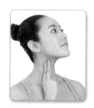

循经定位
位于颈部，横平喉结，当胸锁乳突肌前缘，颈总动脉搏动处。

取穴技巧
食、中指两指伸直并拢，将中指置于喉结旁，横平喉结，食指指腹所在位置即是。

疏通方法

按摩
以拇指指腹轻轻上下按压两侧人迎穴，左右各1~3分钟。

瑜伽
每日坚持修习瑜伽中的弓式，调整并保持正确的呼吸，柔和地伸展身体。

八段锦
每日坚持修习八段锦，调整自然、柔和的呼吸，控制身体依次完成八组动作，可反复多次。

角孙穴
所属经络：手少阳三焦经。
主治病症：牙龈肿痛、偏头痛、口腔炎、唇燥等。

巧取穴位

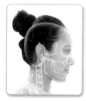
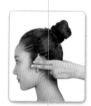

循经定位
位于头部，当耳尖正对发际处，同时以发际凹陷处为基准配合寻找。

取穴技巧
在头部，将耳郭由后向前折耳，则耳尖正对发际处即是。

疏通方法

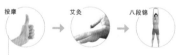

按摩
以大拇指指腹按揉角孙穴，有胀痛的感觉。每日早晚各1次，左右两侧每次各1~3分钟。

艾灸
对准角孙穴施以艾条温和灸15~20分钟，隔日1次，灸至皮肤稍泛红晕为止。

八段锦
每日坚持修习八段锦，调整自然、柔和的呼吸，控制身体依次完成八组动作，可反复多次。

循经取穴
在这里结合真人立体骨骼可以找到每个穴位的精确位置。

疏通方法
这里将为你推荐3种最有效的经络穴位疏通方法，如按摩、刮痧、拍打、拔罐、艾灸、健身、瑜伽等，并配有清晰的图示，以便于参照操作。

目录

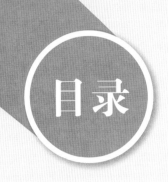

01 神奇的人体经络

人体经络是人体内经脉与络脉的总称，是全身气血运行、联系脏腑、沟通内外的重要通道。经脉是人体经络系统中深藏在里、贯通各处的主干线；络脉是经脉浅行在表、遍及各处的斜出旁支。

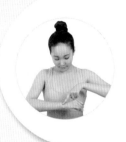

02 经络疏通必备技巧

围绕人体经络的疏通，古人总结出形形色色的治病强身之法，如按摩、刮痧、拍打、拔罐、艾灸、健身，以及源自古印度的瑜伽等。下面我们将告诉你如何掌握它们，并学以致用。

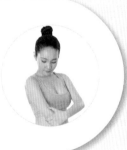

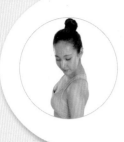

03 人体经络疏通速查

在这里,我们将彻底认识人体 14 条经络、108 个常用穴位,并获得最简单、实用的经络疏通建议。具体涉及经络知识、经络健康自测、穴位功效、循行部位与时间、取穴技巧、经络疏通等方面的内容。

04 家庭常见病的经络疏通

别让"病来如山倒",学会一些简单、有效的经络疏通方法,带你重回安全地带。下面针对13种家庭常见病,结合病理分析,列出了特效穴位推荐、快速取穴、按摩方法、健康提示、饮食调理等方面的内容。

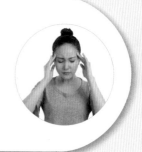

01

神奇的人体经络

　　人体经络是人体内经脉与络脉的总称，是全身气血运行、联系脏腑、沟通内外的重要通道。经脉是人体经络系统中深藏在里、贯通各处的主干线；络脉是经脉浅行在表、遍及各处的斜出旁支。

从认识人体经络开始

人体经络是人体内经脉与络脉的总称，是全身气血运行、联系脏腑、沟通内外的重要通道。经脉中的"经"，原意指"纵丝"，有纵行路径、主线之意，是人体经络系统中深藏在里、贯通各处的主干线；络脉中的"络"，有网络、联络之意，是经脉浅行在表、遍及各处的斜出旁支。

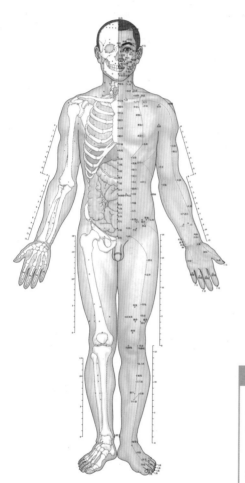

¤ **人体经络系统**

包括统属脏腑的十二经脉、关联奇恒之腑的奇经八脉，以及十二经别、十五络脉、十二经筋、十二皮部等。

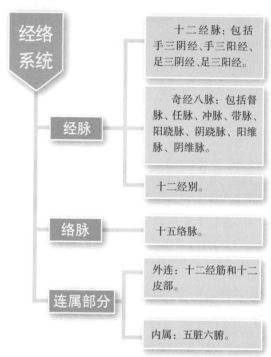

经络系统

经脉

十二经脉：包括手三阴经、手三阳经、足三阴经、足三阳经。

奇经八脉：包括督脉、任脉、冲脉、带脉、阳跷脉、阴跷脉、阳维脉、阴维脉。

十二经别。

络脉

十五络脉。

连属部分

外连：十二经筋和十二皮部。

内属：五脏六腑。

纵观历史，中国的历代医家都极为重视人体经络。《灵枢·本藏》中即有经络"行血气而营阴阳，濡筋骨，利关节"的记述，而集中医理论之大成的经典巨著《黄帝内经》中更有着"经脉者，所以决死生，处百病，调虚实，不可不通"的论断。人们在打通经络的同时，也会让体内的气血运行通畅无阻，使五脏六腑都可以获得及时、充足的营养，从而协调阴阳，维持身体正常的生命活动，在一定程度上达到养生保健、防病祛疾的目的。

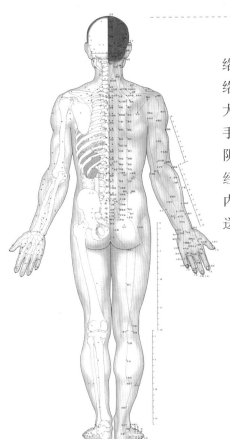

¤ 十二经脉

　　纵横交错、紧密相连的经脉与脉络是人体经络系统的重要组成部分。其中，"内属于脏腑，外络于肢节"的十二经脉包括手太阴肺经、手阳明大肠经、足阳明胃经、足太阴脾经、手少阴心经、手太阳小肠经、足太阳膀胱经、足少阴肾经、手厥阴心包经、手少阳三焦经、足少阳胆经、足厥阴肝经。十二经脉与相应的脏腑络属，主要负责沟通内外、气血运行以及各种营养物质对身体的输送，也被称为"正经"。

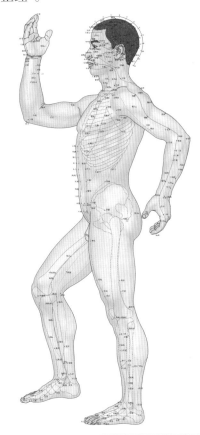

¤ 奇经八脉

　　"别道奇行"的奇经八脉，包括督脉、任脉、冲脉、带脉、阳跷脉、阴跷脉、阳维脉、阴维脉，分布部位与十二经脉纵横交互在一起，统率、联络着其他经络，同时也对经络中的气血盛衰起到调节作用。其中，位于人体前正中线的任脉、后正中线的督脉各有所属的腧穴，因此，又常常与十二经脉合称为"十四经"。

　　十二经别是十二经脉在体内胸腹腔和头部另行分出、深入体腔的支脉，以沟通脏腑；十五络脉是十二经脉在人体四肢各分出的一络以及体前任脉络、体后督脉络、身体两侧脾之大络的合称，兼顾表里沟通、气血渗灌；十二经筋是与十二经脉相互对应的筋肉部分，起着约束骨骼关节、实现肢体活动的作用；十二皮部是与十二经脉相互对应的皮肤部分，是经脉功能活动于体表的反应区。

解开经络健康的密码

人体经络的通畅与否,决定着体内气血运行的顺畅程度。当气血不能有效地将各种营养物质输送至五脏六腑,人体抵御外邪侵入的能力就会下降,进而导致相应脏腑发生病变,各种疾患也会由此而生。

经络的命名

中国古人将万事万物归于阴阳两面,又根据阴阳气的多寡将其各细分为三,即少阳、阳明、太阳;少阴、厥阴、太阴。

古人同样以"三阴三阳"来标注十二经脉的阴阳属性与阴阳气的多寡。其中,与五脏相连,循行于肢体内侧的经脉为阴经,属于脏;与六腑相系,循行于肢体外侧的经脉为阳经,属于腑。

1 手三阴

手太阴肺经 主掌脏腑:肺;主治病症:肺部、咽喉、胸部疾病。

手厥阴心包经 主掌脏腑:心包;主治病症:心血管、胃部、神志、胸部疾病。

手少阴心经 主掌脏腑:心;主治病症:心血管、神志、胸部、颈肩部疾病。

2 手三阳

手阳明大肠经 主掌脏腑:大肠;主治病症:头、面、鼻、口齿部疾病及热病。

手少阳三焦经 主掌脏腑:三焦;主治病症:侧头、胁肋、耳部疾病及热病。

手太阳小肠经 主掌脏腑:小肠;主治病症:后头、颈项、肩胛、耳部疾病及热病。

3 足三阳

足阳明胃经 主掌脏腑:胃;主治病症:前头、颜面、眼、口齿、咽喉、胃肠部疾病。

足少阳胆经 主掌脏腑:胆;主治病症:侧头、耳、胁肋、肝胆、眼部疾病。

足太阳膀胱经 主掌脏腑:膀胱;主治病症:后头、颈项、腰背部疾病。

4 足三阴

足太阴脾经 主掌脏腑:脾;主治病症:脾胃及腹部疾病。

足厥阴肝经 主掌脏腑:肝;主治病症:肝胆、胁肋、头面及腹部疾病。

足少阴肾经 主掌脏腑:肾;主治病症:肾部、肺部、咽喉及腹部疾病。

经络健康程度自测

捏痛法：中医认为，通则不痛，痛则不通。检验经络是否通畅最简便的方法是捏一下自己的肌肉或穴位，尤其是上臂的心经、小肠经等经脉循行的区域。

过血现象：以左手握紧右手腕，稍等片刻即可见右手逐渐由红色转为白色；当突然放开紧握的手时，被握处会感到有一股热流冲至指尖，显白的手掌又会逐渐转回红色。

捏痛法：如果没有特殊感觉，则经络运行良好；如有僵硬、疼痛感，一般为经络不够通畅。

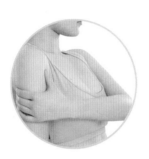

过血现象：如果手掌在半分钟内恢复正常血色，一般为经络运行良好。反之，则不够通畅。

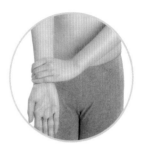

十二经脉诊治依据

人体经络除了主管气血运行、脏腑关联以外，也反映着脏腑内部的变化，中医也正是据此来作为诊断病症、治病祛疾的重要参照。借助经络系统的感应传导作用，人们也可以通过对身体局部经穴的刺激引发感应及传导，最终抵达病所，从而达到调整疾病虚实、抵御病邪的功效。

阴经	阳经
太阴（阴气最盛）	阳明（阳气最盛）
少阴（阴气较弱）	太阳（阳气较弱）
厥阴（阴气最弱）	少阳（阳气最弱）

公路是现代化城市高度发达的重要支撑和标志。交通顺畅，人们的工作和生活就井然有序；交通拥堵，就会引发众多不必要的困扰与麻烦。人体经络就如同潜藏在人们身体中纵横交错、四通八达的交通网络，成为气血运行的重要通道。这些不停运转的气血将营养物质源源不断地输送至人体各处的脏腑、组织，使后者获得充足的濡养，以维持旺盛的新陈代谢，保证各项生理机能的正常运行。

快速循经定穴的窍门

潜藏在人体深处的经络穴位星罗棋布，目前已被发现的常用穴位共有 361 个，是人体气血运行路线上的节点。中国历代医家都对其有过详细的记载，并留下了寻找它们的方法与规律。

同身寸法

同身寸法，即以自身手指作为标准度量辅助取穴的方法，可在骨度分寸法的基础上运用。

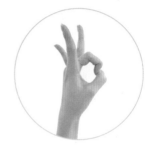

中指中节：中指中节桡侧两端皱纹头之间的距离宽 1 寸。

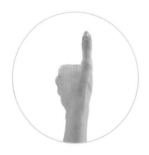

手拇指横宽：大拇指末节横宽 1 寸。

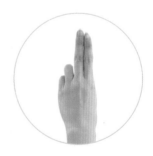

二指尺寸法：并拢的食指和中指指幅横宽 1.5 寸。

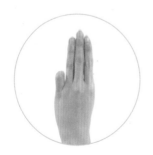

三指尺寸法：并拢的食指、中指和无名指指幅横宽 2 寸。

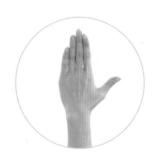

四指尺寸法：并拢的食指到小指指幅横宽 3 寸。

骨度分寸法

中国古代将人体的骨节作为测量身体各部大小、长短的重要参照,根据这些尺寸按比例折算作为循经定穴的标准,即骨度分寸法。

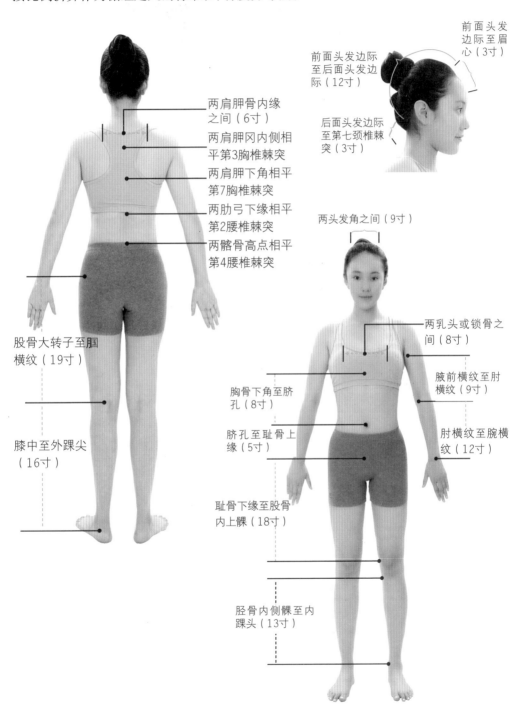

前面头发边际至眉心(3寸)

前面头发边际至后面头发边际(12寸)

后面头发边际至第七颈椎棘突(3寸)

两肩胛骨内缘之间(6寸)

两肩胛冈内侧相平第3胸椎棘突

两肩胛下角相平第7胸椎棘突

两肋弓下缘相平第2腰椎棘突

两髂骨高点相平第4腰椎棘突

股骨大转子至腘横纹(19寸)

膝中至外踝尖(16寸)

两头发角之间(9寸)

两乳头或锁骨之间(8寸)

腋前横纹至肘横纹(9寸)

胸骨下角至脐孔(8寸)

脐孔至耻骨上缘(5寸)

肘横纹至腕横纹(12寸)

耻骨下缘至股骨内上髁(18寸)

胫骨内侧髁至内踝头(13寸)

标志参照法

活动标志

人体部分骨骼关节、肌肉、皮肤在肢体活动时会显现出空隙、凹陷、褶皱等变化，也可作为循经定穴的活动标志参照。如张口时耳屏前凹陷处取听宫；屈肘时横纹头处取曲池；拇指翘起时，拇长、短伸肌腱之间的凹陷处取阳溪等。

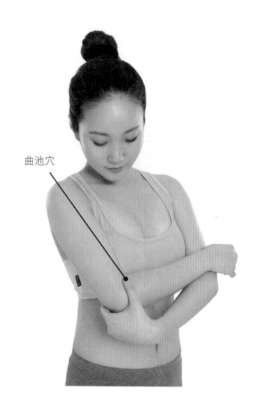

曲池穴

大椎穴

固定标志

人体体表遍布着众多固定参照点，五官、毛发、爪甲、乳头、肚脐、骨骼关节、肌肉隆起或凹陷等都可作为循经定穴的固定标志。如两眉中间取印堂；两乳中间取膻中；俯首时颈背交界处显示最高的第 7 颈椎棘突下取大椎等。

02

经络疏通必备技巧

围绕人体经络的疏通，古人总结出形形色色的治病强身之法，如按摩、刮痧、拍打、拔罐、艾灸、健身，以及源自古印度的瑜伽等。下面我们将告诉你如何掌握它们，并学以致用。

简单学按摩

按摩是指人们根据人体的实际情况，以双手或借助其他器具在他人或自身体表相应的经络、穴位、痛点上，直接、间接运用各种合理的肢体活动及手法来强身健体、缓痛祛疾的一种自然的物理疗法。

按摩疗法宜忌

按摩疗法简便易学，不受场地及器械限制，具有改善血液和淋巴循环，消肿化瘀，解痉止痛，缓解疲劳，疏通经络，调理脏腑，提高机体的抗病能力等多种功效。

极度疲劳、醉酒、饥饿状态或饭后半小时以内，不宜按摩；有皮肤病、急性传染病或皮肤破损处，不能按摩；有感染性疾病、化脓性感染及结核性关节炎，不能按摩；内外科危重病人及各种恶性肿瘤者，不宜按摩；有血液病及出血倾向者，不宜按摩；妇女月经期间或怀孕后身体的腹部、腰部、髋部不宜按摩；体质虚弱或久病、年老体弱者，以及年幼的婴儿，应慎用按摩。

按摩手法

按摩的力道控制应平稳均匀、连贯有效、轻重相宜，力度以患者感觉轻微酸痛，但完全可以承受为宜，严禁使用蛮力。

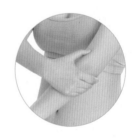

❶ 点法

以指端或屈曲的指间关节着力，持续点压、刺激穴位。

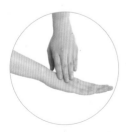

❷ 摩法

借助腕力让手指或手掌在体表做逆时针或顺时针回旋摩动，或者是直线往返摩动。

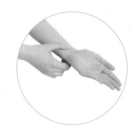

❸ 按法

以手指、手掌先轻后重，逐渐用力向下压某个部位或穴位。

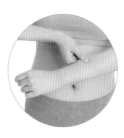

④ 捏法

以拇指和其他手指相向用力,均匀地捏拿皮肉。

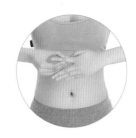

⑤ 掐法

以拇指指尖着力,重按穴位而不刺破皮肤。

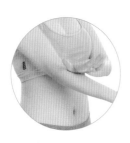

⑥ 擦法

将手指或手掌着力于体表,顺指尖方向直线擦动皮肤。

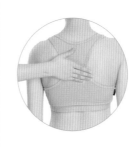

⑦ 揉法

将手指、掌根、手掌大鱼际或全掌螺纹面部分着力于体表上,做轻柔和缓的回旋揉动。

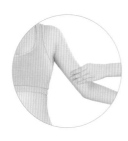

⑧ 拿法

以大拇指与食指、中指,或大拇指与其他四指相对用力,呈钳形,持续而有节奏地提捏或捏揉肌肤。

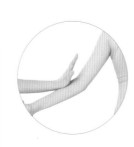

⑨ 推法

以指、掌、拳、肘在体表进行单方向直线或弧形推动。

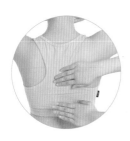

⑩ 拍法

以手掌掌面、掌缘、掌背或小指及尺侧部位着力,对体表或特定部位进行平稳而有节奏的反复拍打。

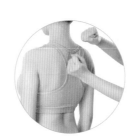

⑪ 击法

以手指、手掌、拳头对特定穴位或部位进行反复弹、叩、剁、敲。

简单学刮痧

刮痧是指借助边缘光滑的特定工具,在人体体表的相应部位进行反复刮拭,促使皮下出现瘀血点或瘀血斑,即所谓的"出痧"。通过对经络穴位的良性刺激,使体内瘀积的气血得以疏散,从而达到疏通经络、扶正祛邪、治病强身的目的。

刮痧疗法宜忌

✓ 刮痧时可适当涂抹润滑介质,以避免皮肤损伤,或辅以一定的药物提升功效;应注意保暖,避免风邪侵入;勿片面追求出痧,不过分刮拭或延长刮拭时间,以免损耗体内正气。

✗ 急性传染病、皮肤高度过敏、白血病、严重贫血、心脑血管病急性期、恶性肿瘤、中风、肝肾功能不全、皮肤损伤等情况不宜刮痧;醉酒、过饥、过饱、过渴、过度疲劳时不宜刮痧;年老体弱者、孕妇、婴儿不宜刮痧。

刮痧板的选用

刮痧板通常为长方形,边缘光滑,四角钝圆,材质取牛角最好,玉、石次之,瓷片亦好。

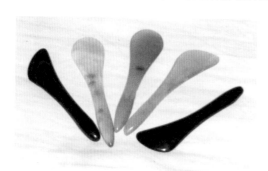

略厚的长边适用于按摩保健刮痧。

略圆的角部适用于体表凹陷部位刮拭。

略薄的长边适用于体表平坦部位刮痧。

正确的握板方法

刮痧板的长边横靠住掌心,大拇指及其他四指分别握住刮痧板的两侧,刮痧时用手掌心的部位向下按压。

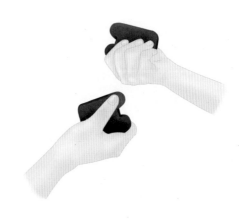

常用刮痧手法

面刮法

刮痧板朝着刮拭方向倾斜30°~60°，以刮痧板的1/3边缘触及皮肤，借用腕力均匀地向同一方向直线刮拭。

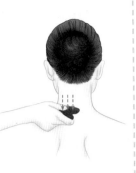

平刮法

与面刮法相似，刮痧板朝着刮拭方向倾斜的角度小于15°，向下的渗透力较大，刮拭速度缓慢。

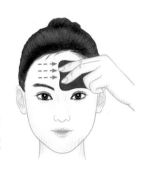

角刮法

刮痧板与皮肤呈45°，使用刮板的角部在穴位处自上而下进行刮拭，力量不宜过于生硬，以免损伤皮肤。

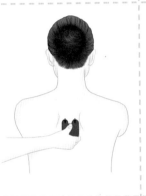

推刮法

与面刮法相似，刮痧板朝着刮拭方向倾斜的角度小于45°，与平刮法相比，向下的压力更大，速度更慢。

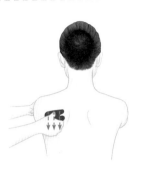

立刮法

刮痧板角部与皮肤呈90°垂直，且始终不离开皮肤，在约1寸长的皮肤上做短间隔前后或左右摩擦刮拭。

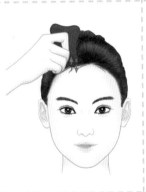

点按法

刮痧板角部与皮肤呈90°垂直，在向下按压中由轻到重逐渐施力，稍停后再快速抬起，如此反复多次。

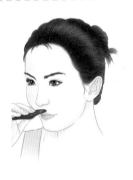

垂直按揉法

将刮痧板的边沿以垂直角度按压在皮肤上，始终保持不分开，并做轻柔慢速揉动。

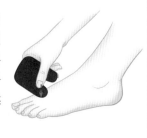

平面按揉法

将刮痧板的角部按压在皮肤上，倾斜角小于20°，始终保持不分开，并做轻柔迟缓的旋转。

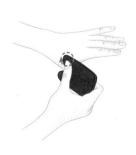

简单学拍打

拍打疗法,是运用不同手法或道具对人体特定部位进行轻重得当、有节奏的拍打,依靠外力产生的震动扩散,来刺激经络穴位,进而达到疏通经络的目的。

拍打疗法宜忌

✓ 拍打时应保持身心的放松,呼吸和缓,将注意力集中在拍打的部位上;力度要适度,先轻后重、先慢后快、快慢适中,以个人感觉舒服为宜;应循序渐进,持之以恒,一般每天拍打 1~2 次即可,每次 15~30 分钟。

✗ 胸腹部拍打时应动作轻柔,不可重拍重捶,以免损伤脏腑;患有湿疹、溃烂等感染性皮肤病的人不宜拍打;身体有烧伤、开放性创伤、严重心脏病或各类出血倾向疾病的人禁用拍打;末梢血管脆弱的糖尿病患者禁用拍打;妇女月经期及妊娠期禁用拍打;空腹或过饱时不应进行拍打。

经络拍打功效

① **手太阴肺经** 缓解胸闷、咳喘、咽喉痛、肩背痛、手臂痛等。
② **手厥阴心包经** 缓解心悸、胃痛、神志病等。
③ **足阳明胃经** 缓解腹泻、腹痛、便秘、下肢麻木、腰腿痛等。
④ **手少阳三焦经** 缓解偏头痛、肘臂痛等。
⑤ **手太阳小肠经** 缓解发热、头痛、咽喉痛、肩臂腰痛等。
⑥ **足太阳膀胱经** 缓解肾虚、遗精、月经不调等。
⑦ **手阳明大肠经** 缓解头痛、牙痛、咽喉痛、耳鸣、水肿、腹痛等。
⑧ **足少阳胆经** 缓解偏头痛、肩背痛、感冒等。
⑨ **足少阴肾经** 缓解遗精、月经不调、腰痛等。
⑩ **手少阴心经** 缓解胸闷、肋痛、肘关节痛、心悸、心痛、失眠、健忘等。
⑪ **足太阴脾经** 缓解胃痛、腹胀、腹泻、便秘、失眠、月经不调等。
⑫ **足厥阴肝经** 缓解头痛、眩晕、月经不调、腹痛等。

人体经络拍打详解

总体来说,拍打疗法的拍法顺序可遵循先左后右、从前至后、从内至外、从上至下、由近及远的原则。全身拍打以拍打背部正中线为始,然后依次拍打脊柱两边的侧线、上肢和下肢。在拍打人体穴位时,顺着人体经络的走向循序拍打,不仅可疏通经络,更可起到强身健体的作用。

拍打手法

拍打手法主要分为掌拍法和拳拍法两种。

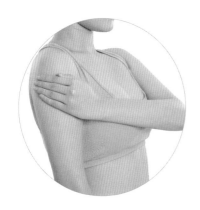

掌拍法

将腕部放松,五指并拢、微屈成虚掌,轻拍身体各部位。

掌拍法拍打轻快,刺激性较小;适用于老年人或体弱多病的人。

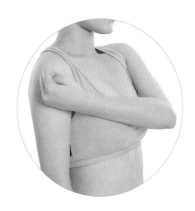

拳拍法

将四指屈起握拳,拇指放在掌心中为空拳拍法,拇指放在掌心外则为实拳拍法。

拳拍法缓慢有力,有镇静作用;适用于年轻人或身体较壮实的人。

简单学拔罐

拔罐疗法,是一种以杯罐为工具,借助热力排去其中的空气以产生负压,使其吸附于皮肤之上,通过吸拔与温热刺激,人为造成人体局部瘀血现象的治疗方法。拔罐疗法能改善经络中气血凝滞的状态,有调理气血、促进血液循环、祛病强身的功效。

拍打疗法宜忌

✓ 选择适宜的、安全的杯罐;宜在温暖的室内进行,避开风口位置;使用火罐时谨防灼伤或烫伤。

✗ 皮肤过敏、溃疡、破损、水肿、急性传染病、重度心脏病、有出血倾向的疾病、精神病等不宜拔罐;孕妇、妇女月经期、6 岁以下儿童、70 岁以上老人及身体虚弱者不宜拔罐;眼、耳、乳头、前后阴、心尖区、大血管分布区等不宜拔罐。

吸拔方式之火罐法

投火法

用镊子夹住酒精棉球或软纸片,点燃后投入罐内,然后迅速将罐扣在选定部位上。适用于人体侧位横拔。

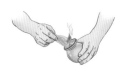

闪火法

用镊子夹住酒精棉球或软纸片,点燃后探入罐内旋转片刻,然后迅速抽出并将罐扣在选定部位上。适用于各种体位。

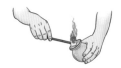

贴棉法

取一块大小为 0.5~1cm^2 的脱脂棉片,拉薄并以酒精浸湿后,贴在罐内壁上 1/3 处,点燃后迅速将罐扣在选定部位上,适用于人体侧位横拔。

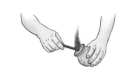

滴酒法

在罐内壁中部滴几滴酒精,将罐口倾斜并旋转,让酒精均匀分布在罐内壁上,点燃后迅速将罐扣在选定部位上,适用于各种体位。

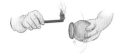

吸拔方式之抽气法

抽气法，即直接将空气由罐内抽离以产生负压。使用底部具有橡皮活塞的罐具，在将其扣在选定部位上后，借助注射器由橡皮活塞处将空气抽出。

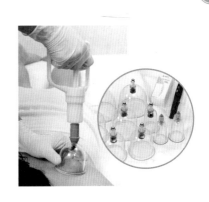

常见拔罐方法

留罐法

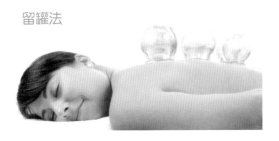

❶ **留罐法**：指罐具吸拔在选定部位后，须留置一段时间的拔罐法。留罐时间一般为 10~15 分钟，适用于大部分病症，是最为常见的方法。

闪罐法

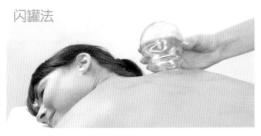

❷ **闪罐法**：指罐具吸拔在选定部位后，随即取下，如此反复直至皮肤出现潮红状。施术后皮肤不留紫斑，较适用于面部拔罐，兴奋作用较明显。

血罐法

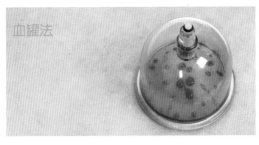

❸ **血罐法**：指以针具点刺选定部位皮肤出血后，在刺血位置拔罐的一种方法。适用于高热、颈肩背痛、静脉曲张等，须控制针刺力度、出血量和留罐时间。

走罐法

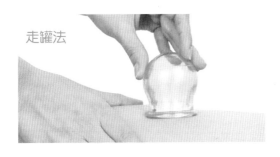

❹ **走罐法**：指在罐口或选定部位涂上润滑剂后，将罐具吸拔在皮肤上，并通过往返推拉移动罐体扩大作用面的拔罐法。适用于肌肉丰满、面积较大的部位，至皮肤红润、充血时即可取下。

简单学艾灸

艾灸是一种将以艾绒为主要材料制成的艾炷或艾条,点燃后温灼或熏熨人体穴位的中医疗法。中医认为气血"遇温则行,遇寒则凝",借助艾火对人体经络穴位产生的温热刺激,达到温经通络、祛寒止痛的功效。

艾灸疗法宜忌

✓ 选择适宜的体位和准确的经络穴位;施灸时须专心致志,谨防烫伤和失火。

✗ 醉酒、过饥、过饱、过度疲劳时禁灸;孕妇、妇女月经期禁灸;伴有高热、身体虚弱等状况者禁灸;颜面、颈部、皮薄肌少及大血管分布区禁灸。

艾灸疗法取穴原则

❶ **局部取穴** 指艾灸直接作用于病痛所在的位置,或在病痛临近处取穴。适用于体表症状表现明显的病症和较为局限的病症。

❷ **远端取穴** 指艾灸作用于远离病痛位置的经穴,既可取所病脏腑经脉的本经穴位,也可取与所病脏腑经脉相表里的经脉穴位。

❸ **随证取穴** 指结合某些病因病机或全身症状来选取穴位,须辨证分析,适用于那些难以辨别具体病症位置的疾病。

艾灸疗法分类

根据艾绒使用方式的不同,艾灸疗法分为艾炷灸、艾条灸、艾饼灸、艾熏灸等,其中以艾炷灸和艾条灸最为常用。

艾炷灸是将艾绒制成圆锥形艾炷,再直接或间接置于穴位上施灸的方法。直接灸易伤及皮肤,较少使用;间接灸须在艾炷与皮肤间放置隔垫物,其中隔姜灸、隔盐灸较为多用。

艾条灸是用棉纸将艾绒包卷成圆筒形的艾卷,点燃一端后,在选定部位上进行熏灸的一种施灸方法。其中将点燃的艾条悬于体表进行施灸的悬起灸最为常用,它又具体细分为温和灸、回旋灸、雀啄灸三种手法。

隔姜灸

将鲜生姜沿纤维纵向切片,以针穿数孔,放置在施灸穴位上,再将艾炷置于姜片上点燃。感到灼痛时可将姜片提起或更换新艾炷,以局部潮红为度。

姜片直径 2~3 厘米, 厚 0.2~0.5 厘米。▶

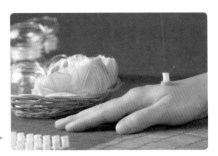

隔盐灸

将纯净、干燥、研细的食盐填平脐窝,再将艾炷置于盐上点燃。感到灼痛时须更换新艾炷。

可在盐上增放薄姜片等隔垫物, 以防食盐受热爆裂。▶

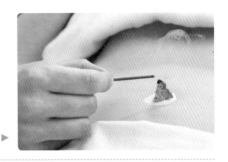

温和灸

将艾条一端点燃,对准选定部位进行熏灸,每次 10~15 分钟。灸至皮肤稍泛红晕为止,适用于风寒湿痹及慢性病。

距离皮肤 3~5 厘米, 体表有温热感但无灼痛。▶

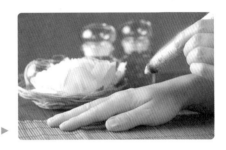

回旋灸

将艾条一端点燃,悬于选定部位,做平行往复的回旋熏灸动作,每次 20~30 分钟。适用于面积较大的风湿痹痛、软组织劳损等。

距离皮肤 3~5 厘米, 体表有温热感。▶

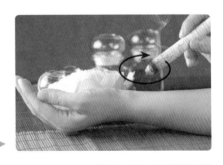

雀啄灸

将艾条一端点燃,对准选定部位做一上一下、忽近忽远、如麻雀啄食般的熏灸动作,每次 5~20 分钟。适用于急性病、昏厥急救等。

刺激性较强, 须慎防烫伤。▶

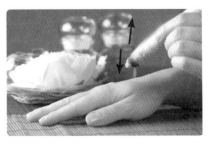

简单学健身

传统健身方法是通过对呼吸、身体活动与意识的自我调整,使身心、气机变得协调,进而达到气血顺畅、强身健体目的的一种锻炼方式。它大致分为静、动两类,前者以调心为主、调息为辅,以静的姿势配合意念与呼吸;后者以调身导引为主,将意念、呼吸与肢体运动结合在一起。

健身功效

传统健身方法以引导行气的方式,辅以呼吸吐纳法,推动气的运行,进而强化气的防御和固摄作用。一方面促使气血在人体经络间运行通畅,让体内脏腑组织得以充分的濡养;另一方面借助自我心理暗示调节身心的平衡,提高对身体的自控力,达到健身长寿的功效。

三大要诀

传统健身的方法虽然千差万别,但其要诀却有着共同之处,通常包括调心、调息、调身三个方面,这其中以调心最为关键。

调息

通过有意识地调整和控制呼吸,来辅助调心和入静。在保持自然、柔和的呼吸下,逐步达到呼吸的"细、静、匀、长"。

常用方法 腹式呼吸法和深呼吸法。

调心

强调的是对意念的控制,通过自我调整和控制内心的意识思维活动,做到心无杂念,将意念集中于一点,进入一种入静的状态。

常用方法 有意识地将意念专注于丹田,即关元穴。

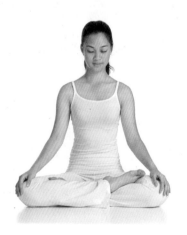

调身

即调整和控制身体,保持姿势的自然、放松,以辅助调整呼吸、身心来入静。不同的姿势有着不同的生理特点,结合调心和调息,锻炼的治疗功效也大有不同。

常见姿势 坐式、卧式、立式、走式等。

八段锦

八段锦是一套中国古代沿袭下来的健身方法,在民间广为流传,因体势动作简练质朴、舒缓连贯,故而得名。八段锦共分八组动作,各组动作配合气息调理须反复多次,能调理脏腑、疏通血脉,适合不同年龄人群修习、锻炼。

1. 双手托天理三焦

自然站立,两手由体侧缓缓上举至头顶,呈托举,脚跟随之起落;掌心向下,由体前回落,还原。

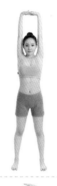

2. 左右开弓似射雕

左脚左平移,身体下蹲呈马步,双手自胸前向上划弧至与乳平高,再分别左右拉开,如开弓待射。

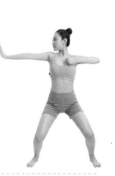

3. 调理脾胃须单举

自然站立,右手由体侧缓缓上举至头顶,翻掌向右外上方托举,同时左手下按,还原后再换对侧。

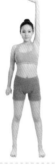

4. 五劳七伤往后瞧

两脚开立,与肩同宽,两臂自然下垂,头部稍稍左转,目视左斜后方,再缓缓还原,转向对侧。

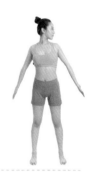

5. 摇头摆尾去心火

两脚开立,身体下蹲呈马步,双手扶膝,重心左移,向左俯身视右脚,再重心左移,身体侧转视右脚。

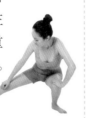

6. 双手攀足固肾腰

两脚开立,两臂伸直由体前抬起至头顶;屈肘,两手下按至胸前;俯身,两手沿腋下、脊柱攀至足部。

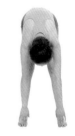

7. 攒拳怒目增气力

两脚开立,身体下蹲呈马步,双手握拳抱于腰侧;瞪目,右拳前冲与肩同高,再内旋变掌、收拳至腰侧,再换对侧。

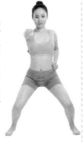

8. 背后七颠百病消

两腿并拢,两臂自然下垂按于体侧,两脚跟同时向上抬起,稍有停顿,再同时下落着地,轻震地面。

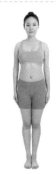

简单学瑜伽

瑜伽起源于古印度,称谓由梵文"YOGA"音译而来,有"结合""和谐"之意。它通过自我有意识地调节呼吸与肢体伸展,充分地激发人体潜能与自愈力,使身心达到一种和谐统一的境地,进而疏通气血、保持良好的健康状态。

瑜伽修习宜忌

✓ 适宜在保持空腹状态时修习;须调整正确的呼吸;当身体感觉疲劳或疼痛时应立即复位、休息。

✗ 选择清洁、通风、安静的场所,过冷、过硬、过软的地面都不适宜瑜伽练习;准确、柔和地伸展身体,动作不宜过急,不可勉强做过难的瑜伽动作,更不可超出肢体动作的极限;沐浴前后半小时以内不宜瑜伽练习,以免血液运行过快给心脏造成负担。

瑜伽基本呼吸法

呼吸调整是瑜伽修习的根基,最常用的是腹式呼吸法,即有意识地控制腹肌缓慢呼吸,只显现腹部的鼓动,胸部相对不动。

气由鼻吸入,腹部缓缓鼓起。

气由口呼出,腹部缓缓收缩。

瑜伽经络十二式

侧三角扭转式

两脚开立,上半身前倾扭转,右手摸向左脚踝,左手伸向天空。

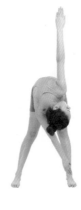

树式

单脚站立,右脚脚跟置于左腿内侧尽量高的位置,双手合十高举于头顶。

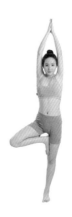

勇士变化式

两脚跨立,上半身后倾,腹部内收,右手向后上方伸展。

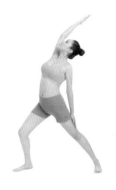

手碰脚式

两腿伸直,左手掐腰,右手抓住同侧脚趾向上抬起。

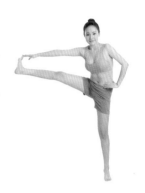

头膝式

坐姿,左腿平伸,右腿屈膝,右脚置于左腿内侧,两手抱左脚,上半身前倾。

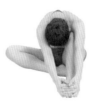

弓式

俯卧,双膝屈起,两手于体后握住脚踝,尽力向上伸展,身体呈"弓"形。

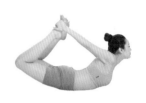

光泽变化式

两脚开立,上半身前倾,两手分别握住两脚踝,左手放开后向斜下伸直。

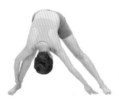

骆驼变化式

跪立,上半身尽力后仰,双臂后展伸直,双手扶住脚跟,使胸部扩张。

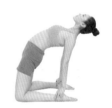

兔式

两腿并拢跪立,躬身提臀,双手交叠抱头贴地,大腿与地面呈直角,肩部下压。

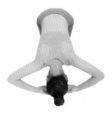

拜月式

两脚开立,右膝微屈,双手于胸前合十,身体向右下方倾斜扭转,目视身后。

桥式

仰卧,屈膝,两臂于体侧撑地,保持肩部与脚贴地,腹部内收,臀部向上提起。

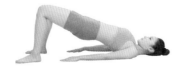

猫式

跪立,两手体前撑地,大腿与地面垂直,背部缓缓拱起,下颌靠近胸口。

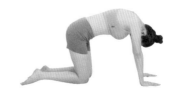

附：中医治疗常用体位

体位的正确与否，是准确取穴、便于操作、提高疗效的保证。人们在进行经络疏通时，如按摩、刮痧、拔罐、艾灸等，都要根据需要选择一定的体位，进行施治。常用的体位有仰靠坐位、侧伏坐位、俯伏坐位、仰卧位、侧卧位、俯卧位等。

	体位	具体要求	适用部位	说明
坐位	仰靠坐位	患者坐在软椅上，在后颈部放一软垫，头后仰，以便暴露施治部位。	用于前头和面部以及项前部位的穴位。	①将上肢放于适宜高度的桌上仰掌，适用于手臂内侧的穴位施治。②将上肢放在桌上，可以屈肘或立掌，适用于手臂上缘及外侧穴位施治。
	侧伏坐位	患者侧身坐在桌前，桌上放一软枕，患者侧俯在软枕上，以便手臂和头侧舒适，同时暴露施治部位。	用于头部两侧的穴位。	
	俯伏坐位	患者坐在桌前，桌上放一软枕，患者俯在软垫上或用双手托住前额，同时暴露施治部位。	用于头项部、后颈部的穴位，有时也用于前臂穴位。	
卧位	仰卧位	平躺，上肢平放，下肢放直，或微屈，全身放松，同时暴露要施治的部位。	用于面部、颈部、胸部、腹部、上肢掌侧、下肢前侧或手足背等穴位。	①当仰卧时，腹部穴位需要施治，应当屈膝或在腘窝下放一个厚垫，以便腹部肌肉放松。②当要对手臂内侧穴位施治时，可以仰起手掌。③当对手臂外侧施治时，可以立掌或将两上肢屈曲放于胸前，以便暴露屈肘后的上肢掌侧和背侧穴位。
	侧卧位	非施治部位在下，侧卧，上肢放在胸前，下肢伸直，同时充分暴露施治部位。	用于头面两侧或胸腹两侧部位的穴位。	
	俯卧位	俯卧，在胸前放一软枕，屈收两上肢，以便背部肌肉舒展、平坦，同时充分暴露施治部位。	用于后头、后颈、肩部、背部、腰部、骶部、臀部、下肢后侧和足底部等经穴。	

03

人体经络疏通速查

在这里，我们将彻底认识人体14条经络、108个常用穴位，并获得最简单、实用的经络疏通建议。具体涉及经络知识、经络健康自测、穴位功效、循行部位与时间、取穴技巧、经络疏通等方面的内容。

让呼吸更舒畅

手太阴肺经

··

　　手太阴肺经分布于人体胸前、上肢内侧前缘及拇指桡侧，左右循行各 11 个穴位，首穴为中府，末穴为少商。其中有 2 个穴位在胸前外上部，其余 9 个穴位则分布在上肢掌面桡侧。

- **穴位数量：** 11 个。
- **特效穴位：** 6 个。
- **主掌脏腑：** 肺。
- **主治病症：** 喉、胸、肺及经脉循行部位的其他病症。

经络健康自查

　　手太阴肺经以肺为中心，其经穴主治的病症也多与"肺"方面相关。当本经发生异常时，多会出现肺部胀闷、咳喘、咽喉肿痛、心胸烦闷、肩臂疼痛等症状。

> ● 与手太阴肺经相联系的部位有喉、气管、胃，手太阴肺经属肺，络大肠，其分支在食指与手阳明大肠经相接。

经络循行 ▸

　　手太阴肺经起始于中焦，向下联络大肠，转回经胃、肺、咽喉横出胸壁，走向腋下，沿上臂外侧向下，经肘、腕出于拇指末端。另一分支由腕后延伸至食指内侧，与手阳明大肠经相连。

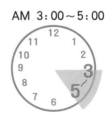

AM 3:00～5:00

血气于寅时流注于肺。

经络穴位

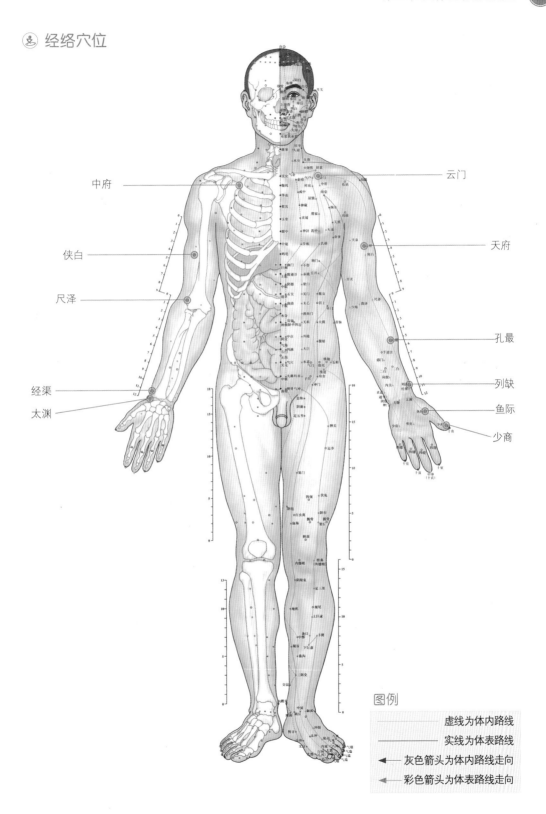

中府

侠白

尺泽

经渠

太渊

云门

天府

孔最

列缺

鱼际

少商

图例

————— 虚线为体内路线
————— 实线为体表路线
◄───── 灰色箭头为体内路线走向
◄───── 彩色箭头为体表路线走向

中府穴

所属经络： 手太阴肺经。

主治病症： 胸肺胀满、咳喘、支气管炎、胸痛、肩背疼痛等。

巧取穴位

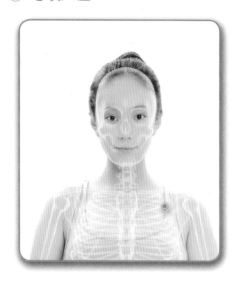

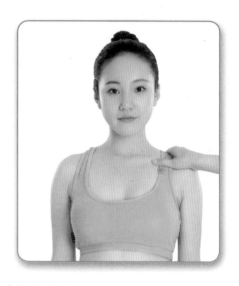

循经定位

锁骨下窝外侧，云门穴下1寸，前正中线旁开6寸，横平第1肋间隙处。

取穴技巧

胸外侧部，锁骨外侧端下缘三角窝中心（即云门穴），正坐位，先取锁骨外端下方凹陷处，当云门直下1寸。

疏通方法

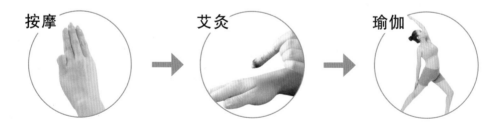

按摩　　　　　艾灸　　　　　瑜伽

右手食、中、无名三指并拢，向外顺时针揉按左胸中府穴，左右两侧各1~3分钟。

对准中府穴施以艾条温和灸10~20分钟，每日1次，灸至皮肤稍泛红晕为止。

每日坚持修习瑜伽中的勇士变化式，调整并保持正确的呼吸，柔和地伸展身体。

尺泽穴

所属经络：手太阴肺经。

主治病症：咳嗽、气喘、支气管炎、潮热、咽喉肿痛、肘臂肿痛等。

巧取穴位

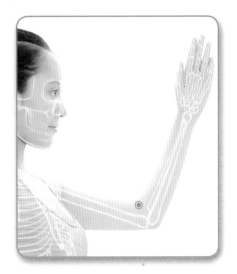

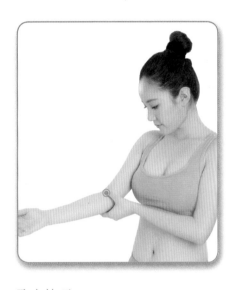

循经定位

位于手臂肘横纹中,肱二头肌肌腱桡侧的凹陷处。

取穴技巧

单臂前伸,掌心向上,微屈约35°，肘窝内侧中央处有粗腱,腱外侧的凹陷处即是。

疏通方法

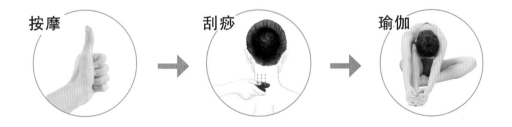

按摩

单手弯曲大拇指,以指腹按压尺泽穴,左右两侧手分别各按压1~3分钟。

刮痧

持刮痧板由上向下重刮尺泽穴30次，可适当涂抹润滑介质,以避免给皮肤造成损伤。

瑜伽

每日坚持修习瑜伽中的头膝式,调整并保持正确的呼吸,柔和地伸展身体。

孔最穴

所属经络： 手太阴肺经。

主治病症： 头痛、咳嗽、气喘、热病、咽喉肿痛、肘臂挛痛等。

巧取穴位

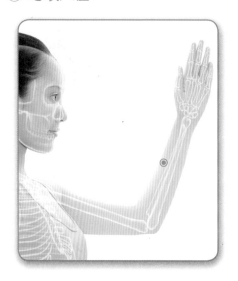

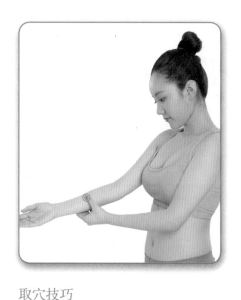

循经定位

前臂掌面桡侧，当尺泽与太渊的连线上，腕横纹上 7 寸处。

取穴技巧

手臂前伸，仰掌向上，肘横纹（尺泽穴）直对腕横纹脉搏跳动处（太渊穴）连线，下行 5 寸处。

疏通方法

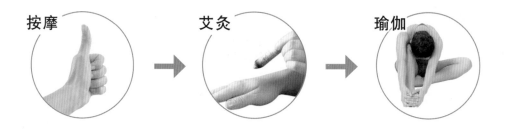

按摩 　　　　**艾灸** 　　　　**瑜伽**

以单手拇指指甲垂直下压按揉孔最穴，左右两侧手分别各按揉 1~3 分钟。

对准孔最穴施以艾条温和灸 15~20 分钟，每日 1 次或隔日 1 次，灸至皮肤稍泛红晕为止。

每日坚持修习瑜伽中的头膝式，调整并保持正确的呼吸，柔和地伸展身体。

太渊穴

所属经络：手太阴肺经。

主治病症：感冒、咳嗽、气喘、咽喉肿痛、腕臂疼痛、胸痛等。

巧取穴位

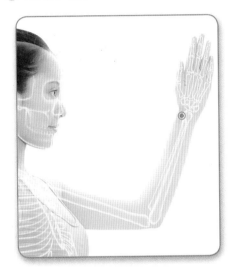

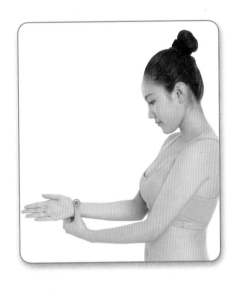

循经定位

位于腕掌侧横纹桡侧，桡动脉搏动处，意指寸口动脉，血气旺盛之地。

取穴技巧

手臂前伸，掌心朝上，腕横纹的桡侧，大拇指立起时，有粗筋竖起，筋内侧的凹陷处即是。

疏通方法

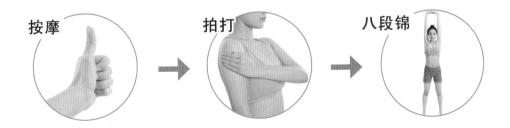

按摩　　**拍打**　　**八段锦**

弯曲大拇指，以大拇指指腹及指尖垂直轻轻掐按太渊穴，每次左右各1~3分钟。

单侧手仰掌向上，保持放松，以另一侧手拍打其掌根处，力度以个人感觉舒服为宜。

每日坚持修习八段锦，调整自然、柔和的呼吸，控制身体依次完成八组动作，每组可反复多次。

鱼际穴

所属经络：手太阴肺经。

主治病症：头痛、眩晕、咳嗽、咽喉肿痛、咽炎、发热等。

巧取穴位

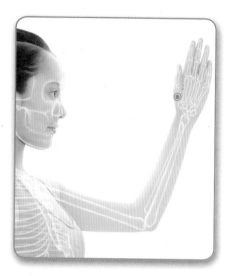

循经定位

第1掌指关节后凹陷处，约当第1掌骨桡侧中点，赤白肉际处。

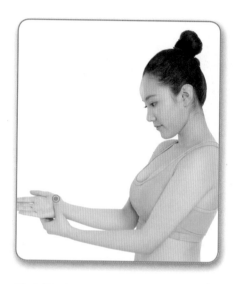

取穴技巧

手臂前伸，掌心朝上，第1掌骨中点的桡侧，赤白肉的交际处即是。

疏通方法

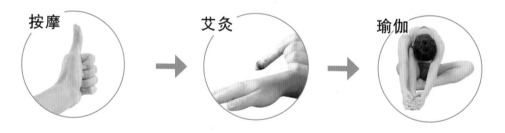

按摩　　　　　**艾灸**　　　　　**瑜伽**

弯曲大拇指，以指甲尖垂直轻轻掐按鱼际穴，每次左右两侧手各掐按1~3分钟。

对准鱼际穴施以艾条温和灸15~20分钟，每日1次或隔日1次，灸至皮肤稍泛红晕为止。

每日坚持修习瑜伽中的头膝式，调整并保持正确的呼吸，柔和地伸展身体。

少商穴

所属经络： 手太阴肺经。

主治病症： 咳嗽、发热、咽喉肿痛、肺炎、昏迷、手指挛痛等。

巧取穴位

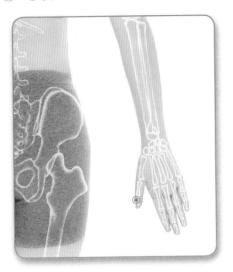

循经定位

位于手拇指末节的桡侧，距指甲根角侧上方 0.1 寸处。

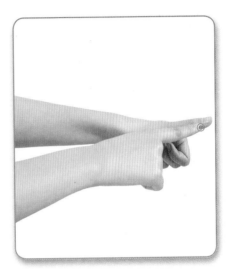

取穴技巧

将大拇指伸出，在其末节桡侧，距指甲角 0.1 寸处即是。

疏通方法

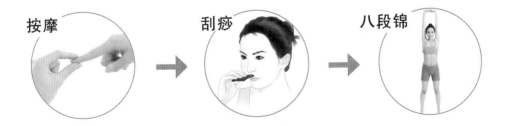

按摩

单侧手大拇指伸出，以另一手大拇指指甲尖垂直掐按少商穴，每次左右两侧手各轻轻掐按 1~3 分钟。

刮痧

持刮痧板以点按法垂直按压少商穴，力道由轻到重逐渐施力，稍停后再快速抬起，如此反复多次。

八段锦

每日坚持修习八段锦，调整自然、柔和的呼吸，控制身体依次完成八组动作，每组可反复多次。

手阳明大肠经

手阳明大肠经分布于人体食指、上肢外侧前缘、肩、颈、颊、鼻侧,左右循行各 20 个穴位,首穴为商阳,末穴为迎香。其中有 6 个穴位在肩、颈和面部,其余 14 个穴位则分布在手部及上肢背面的桡侧。

- **穴位数量:** 20 个。
- **特效穴位:** 8 个。
- **主掌脏腑:** 大肠。
- **主治病症:** 面、咽喉病症,热病、神志病及经脉循行部位的其他病症。

经络健康自查

手阳明大肠经主治的病症多与"津"方面相关,当本经发生异常时,多会出现面部肿胀、牙齿疼痛、口干、上臂或食指疼痛、活动不利等。

● 与手阳明大肠经相联系的部位有口、下齿、鼻,手阳明大肠经属大肠,络肺,在鼻旁与足阳明胃经相接。

经络循行

手阳明大肠经起始于食指末端,循行于上肢外侧的前缘,经过肩,进入锁骨上窝,联络肺脏,通过膈肌,入属大肠;又经颈部入下齿,过人中沟,止于鼻侧。

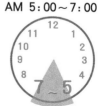

AM 5:00～7:00

血气于卯时流注于大肠。

经络穴位

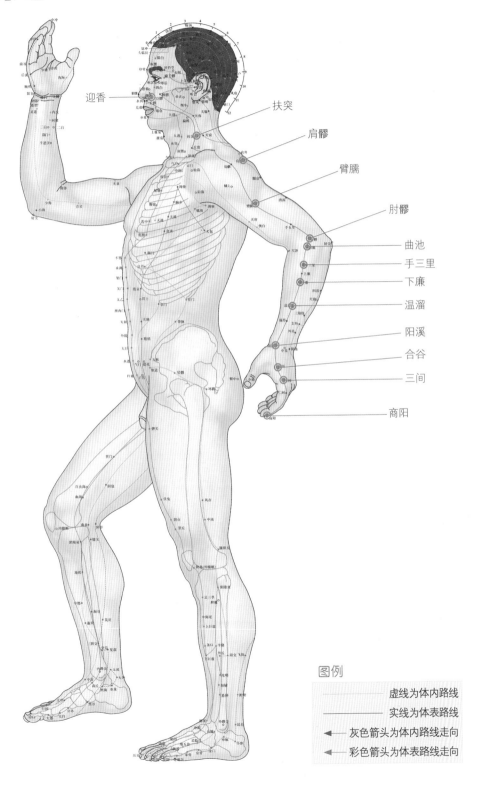

迎香

扶突

肩髎

臂臑

肘髎

曲池

手三里

下廉

温溜

阳溪

合谷

三间

商阳

图例

⋯⋯⋯	虚线为体内路线
——	实线为体表路线
◄	灰色箭头为体内路线走向
◄	彩色箭头为体表路线走向

商阳穴 ！

所属经络：手阳明大肠经。

主治病症：咽喉肿痛、咽炎、热病牙痛、中风昏迷、手指麻木等。

巧取穴位

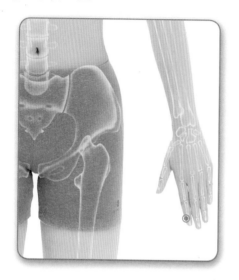

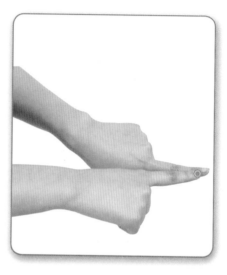

循经定位

位于手食指末节桡侧，指甲根角侧上方 0.1 寸，意为大肠经经气由体内外出体表。

取穴技巧

将食指伸出，在其末节桡侧，距指甲根角 0.1 寸处即是。

疏通方法

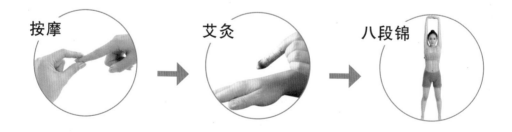

按摩

  单侧手食指伸出，以另一手大拇指指甲尖垂直掐按商阳穴，每次轻轻掐按 1~3 分钟。

艾灸

  对准商阳穴施以艾条温和灸 10~15 分钟，隔日 1 次，灸至皮肤稍泛红晕为止。

八段锦

  每日坚持修习八段锦，调整自然、柔和的呼吸，控制身体依次完成八组动作，每组可反复多次。

三间穴

所属经络：手阳明大肠经。

主治病症：目痛、牙痛、咽喉肿痛、肩背神经痛、手背肿痛等。

巧取穴位

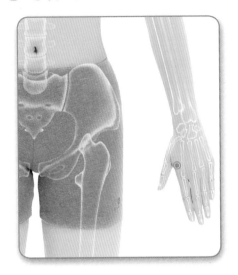

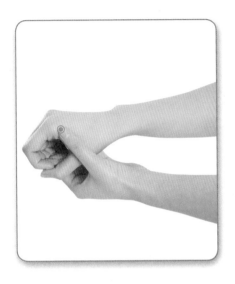

循经定位

在手背，第2掌指关节桡侧近端凹陷中。

取穴技巧

单手微微握拳，在食指的桡侧、第2掌指关节后的凹陷处即是。

疏通方法

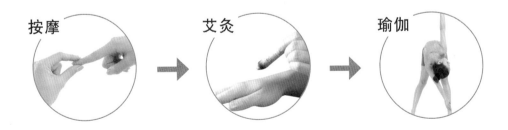

按摩	艾灸	瑜伽

单侧手伸出，以另一手大拇指指甲垂直掐按其三间穴，每次左右两侧手各掐按1~3分钟。

对准三间穴施以艾条温和灸10~15分钟，每日1次，灸至皮肤稍泛红晕为止。

每日坚持修习瑜伽中的侧三角扭转式，调整并保持正确的呼吸，柔和地伸展身体。

合谷穴

所属经络： 手阳明大肠经。

主治病症： 头痛、牙痛、鼻出血、腹痛、上肢疼痛、便秘、热病无汗等。

巧取穴位

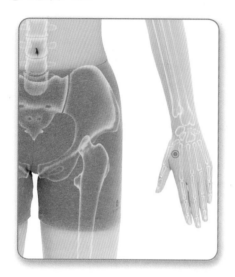

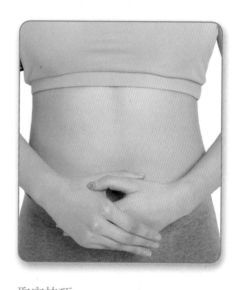

循经定位

手背处，第1、第2掌骨间，当第2掌骨桡侧的中点处。

取穴技巧

单侧手伸出，将拇指与食指张开，当第2掌骨桡侧缘的中点，稍稍偏向食指处即是。

疏通方法

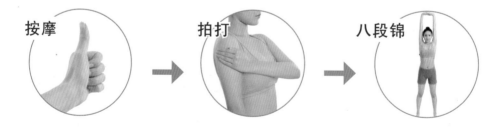

按摩 → **拍打** → **八段锦**

单侧手伸出、轻握拳，以另一手大拇指指腹垂直按压合谷穴，每次左右两侧手各按压1~3分钟。

单侧手掌心向下，保持放松，以另一侧手拍打合谷穴，注意轻重得当、有节奏，力度以个人感觉舒服为宜。

每日坚持修习八段锦，调整自然、柔和的呼吸，控制身体依次完成八组动作，每组可反复多次。

阳溪穴

所属经络：手阳明大肠经。

主治病症：头痛、牙痛、咽喉肿痛、目赤肿痛、手腕疼痛等。

巧取穴位

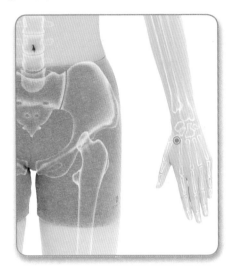

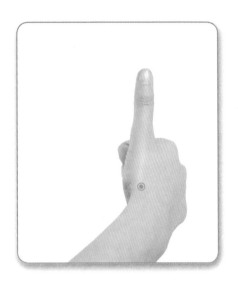

循经定位

腕背横纹桡侧，手拇指向上翘起时，当拇长伸肌腱和拇短伸肌腱间的凹陷中。

取穴技巧

单手举起握拳，拇指翘起，在手腕背横纹桡侧，两筋之间的凹陷中即是。

疏通方法

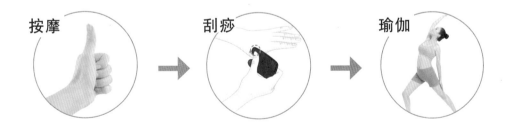

按摩

单侧手拇指翘起，另一手以大拇指垂直掐按其阳溪穴，每次左右两侧手各掐按1~3分钟。

刮痧

持刮痧板以面刮法或平面按揉法，轻刮阳溪穴50次，可适当涂抹润滑介质，以避免给皮肤造成损伤。

瑜伽

每日坚持修习瑜伽中的勇士变化式，调整并保持正确的呼吸，柔和地伸展身体。

下廉穴

所属经络：手阳明大肠经。

主治病症：头痛、眩晕、肘臂疼痛、腹胀、腹痛等。

巧取穴位

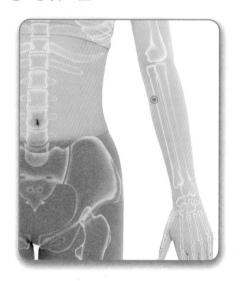

循经定位

前臂背面桡侧，当阳溪与曲池的连线上，肘横纹下 4 寸。

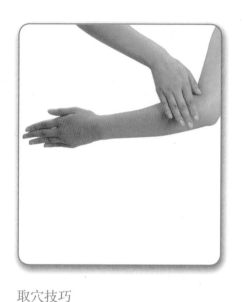

取穴技巧

侧腕屈肘，以手掌按另一侧手臂前臂背面桡侧，拇指位于肘弯处，小指所在位置即是。

疏通方法

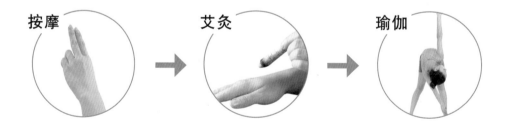

按摩　　**艾灸**　　**瑜伽**

　　单臂抬起，另一手将食指、中指并拢，以指腹垂直按压其下廉穴，每次左右两臂各 1~3 分钟。

　　对准下廉穴施以艾条温和灸 10~15 分钟，每日 1 次，灸至皮肤稍泛红晕为止。

　　每日坚持修习瑜伽中的侧三角扭转式，调整并保持正确的呼吸，柔和地伸展身体。

曲池穴

所属经络： 手阳明大肠经。
主治病症： 热病、头痛、牙痛、咽喉肿痛、肩肘关节疼痛、腹痛、月经不调等。

巧取穴位

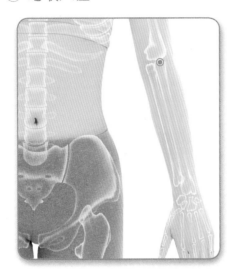

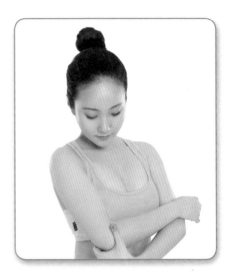

循经定位
肘横纹外侧端，屈肘时，当尺泽与肱骨外上髁连线的中点处。

取穴技巧
单臂屈肘成直角，肘弯横纹尽头筋骨间的凹陷处即是。

疏通方法

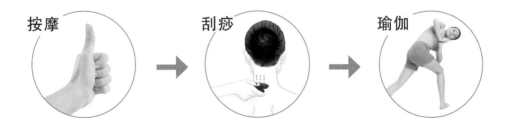

按摩　　　　　**刮痧**　　　　　**瑜伽**

以单手轻握对侧手肘下，弯曲大拇指以指腹垂直掐按曲池穴，左右两侧各 1~3 分钟。

持刮痧板以面刮法、平面按揉法轻刮曲池穴 30 次，可适当涂抹润滑介质，以避免给皮肤造成损伤。

每日坚持修习瑜伽中的拜月式，调整并保持正确的呼吸，柔和地伸展身体。

肩髃穴

所属经络：手阳明大肠经。

主治病症：肩胛关节炎、手臂无力、肩痛不举等。

巧取穴位

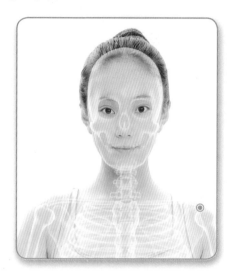

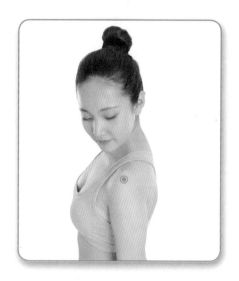

循经定位

在肩部三角肌上，肩峰外侧缘前端与肱骨大结节两骨间凹陷中。

取穴技巧

屈肘抬臂至与肩齐平，肩端关节之间有两个凹陷，其中前方的较深凹陷处即是。

疏通方法

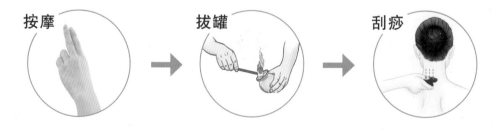

按摩

右手中、食指并拢，以指腹垂直按压左侧肩髃穴，左右两侧各按揉 1~3 分钟。

拔罐

身体右侧卧，以闪火法将罐具吸拔在穴位上，留罐 10 分钟。

刮痧

持刮痧板以面刮法、平面按揉法轻刮肩髃穴30 次，可涂抹润滑介质，以避免给皮肤造成损伤。

迎香穴

所属经络： 手阳明大肠经。

主治病症： 鼻塞、鼻出血、牙痛、感冒、面部神经麻痹或痉挛等。

巧取穴位

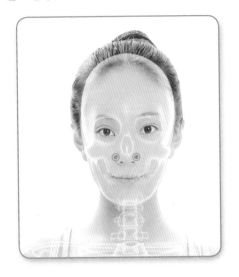

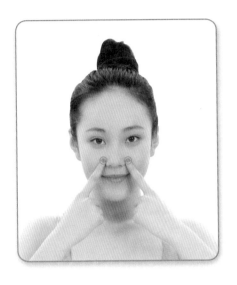

循经定位

位于鼻翼外缘中点旁，当鼻唇沟中。

取穴技巧

食指、中指并拢，中指指尖贴住鼻翼两侧，则食指指尖所在位置即是。

疏通方法

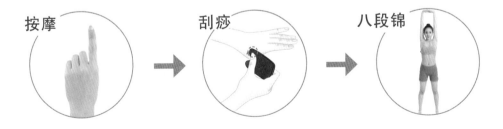

按摩 → **刮痧** → **八段锦**

以两手食指指腹垂直按压迎香穴，每次按压1~3分钟。

持刮痧板以面刮法、平面按揉法轻刮迎香穴30次，可适当涂抹润滑介质，以避免给皮肤造成损伤。

每日坚持修习八段锦，调整自然、柔和的呼吸，控制身体依次完成八组动作，每组可反复多次。

足阳明胃经

足阳明胃经分布于人体头面、胸腹、下肢外侧前缘及第 2 趾和大趾,循行 45 个穴位,首穴为承泣,末穴为厉兑。其中有 11 个穴位在头面颈部,19 个穴位在胸腹部,其余 15 个穴位则分布在下肢前外侧和足部。

- **穴位数量:**45 个。
- **特效穴位:**10 个。
- **主掌脏腑:**胃。
- **主治病症:**胃肠、头面、五官病症,神志病及经脉循行部位的病症。

 经络健康自查

足阳明胃经主治的病症多与"血"方面相关,当本经发生异常时,多会出现寒战、慵懒、额部暗黑、腹胀、肠鸣、胃痛以及经脉循行部位的疼痛、麻木等。

- 与足阳明胃经相联系的部位有口、鼻、目、喉和乳房,足阳明胃经属胃,络脾,在足大趾与足太阴脾经相接。

经络循行

足阳明胃经起始于头部鼻旁,循行经额颅中部、颈部、锁骨上窝部,再向下经胸、腹、下肢到达足尖。

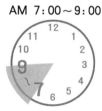

AM 7:00~9:00

血气于辰时流注于胃。

经络穴位

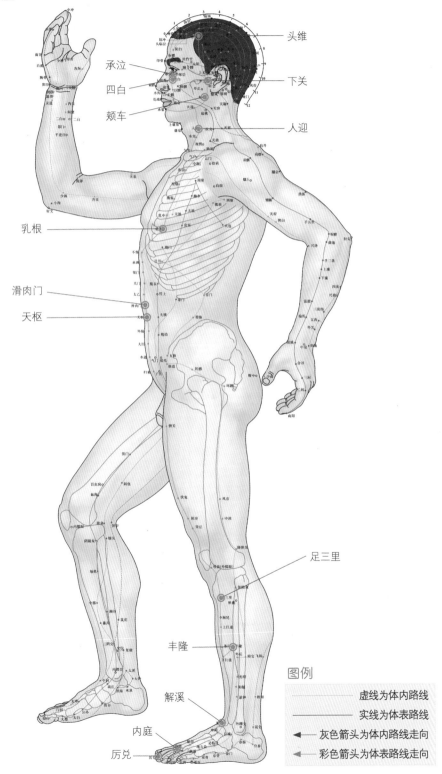

承泣

四白

颊车

乳根

滑肉门

天枢

头维

下关

人迎

足三里

丰隆

解溪

内庭

厉兑

图例

虚线为体内路线	
实线为体表路线	
◄ 灰色箭头为体内路线走向	
◄ 彩色箭头为体表路线走向	

承泣穴

所属经络：足阳明胃经。

主治病症：流泪、近视、眼睛疲劳、面肌痉挛、目赤肿痛等。

巧取穴位

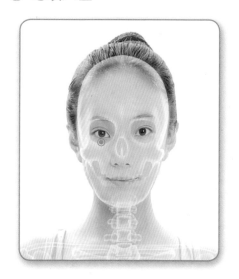

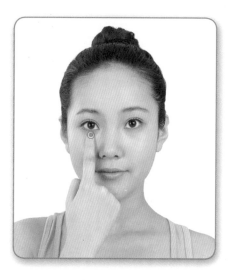

循经定位

位于面部，瞳孔直下，当眼球与眼眶下缘之间，取穴时以正坐或仰卧姿势为宜。

取穴技巧

两眼直视前方，直对瞳孔，下眼眶边缘处即是。

疏通方法

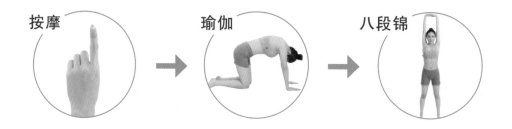

按摩

双手食指伸直，以指腹分别揉按左右两侧的承泣穴，每次1~3分钟。

瑜伽

每日坚持修习瑜伽中的猫式，调整并保持正确的呼吸，柔和地伸展身体。

八段锦

每日坚持修习八段锦，调整自然、柔和的呼吸，控制身体依次完成八组动作，可反复多次。

四白穴

所属经络：足阳明胃经。

主治病症：近视、目赤肿痛、目翳、面肌痉挛、头痛等。

🧘 巧取穴位

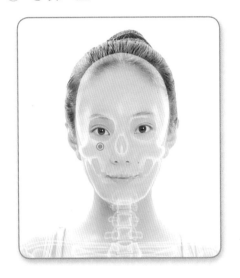

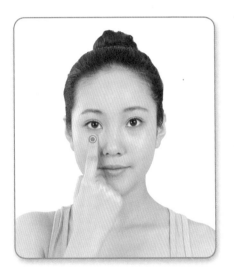

循经定位

目正视，位于面部瞳孔直下，当眶下孔的凹陷处，当颧骨上方凹陷中。

取穴技巧

两眼直视前方，食指与中指伸直并拢，中指贴于鼻翼两侧，食指指尖所按眶下孔凹陷处即是。

🧘 疏通方法

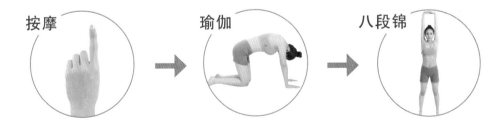

按摩

双手食指伸直，以指腹分别揉按左右两侧的四白穴，每次1~3分钟。

瑜伽

每日坚持修习瑜伽中的猫式，调整并保持正确的呼吸，柔和地伸展身体。

八段锦

每日坚持修习八段锦，调整自然、柔和的呼吸，控制身体依次完成八组动作，可反复多次。

人迎穴

所属经络：足阳明胃经。

主治病症：头痛、眩晕、咽喉肿痛、气喘、胸满喘息等。

🧘 巧取穴位

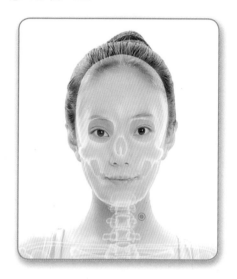

循经定位

位于颈部，横平喉结，当胸锁乳突肌前缘，颈总动脉搏动处。

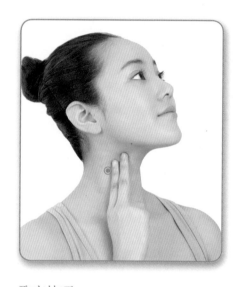

取穴技巧

食、中指两指伸直并拢，将中指置于喉结旁，横平喉结，食指指腹所在位置即是。

🧘 疏通方法

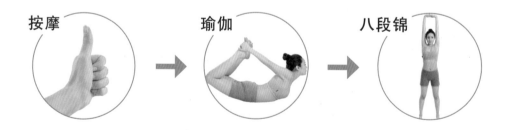

按摩 → 瑜伽 → 八段锦

以拇指指腹轻轻上下按压两侧人迎穴，左右各 1~3 分钟。

每日坚持修习瑜伽中的弓式，调整并保持正确的呼吸，柔和地伸展身体。

每日坚持修习八段锦，调整自然、柔和的呼吸，控制身体依次完成八组动作，可反复多次。

滑肉门穴

所属经络： 足阳明胃经。
主治病症： 慢性胃肠病、呕吐、骨痛等。

巧取穴位

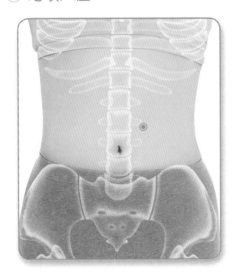 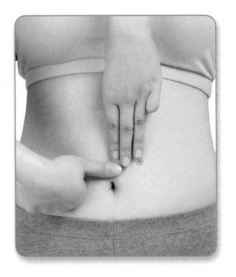

循经定位

位于上腹部，当脐中上 1 寸，前正中线旁开 2 寸处，意指脾土微粒在此运行如滑行之状。

取穴技巧

右手拇指放于肚脐上，左手食、中、无名指伸直并拢，指尖朝下，食指边缘放于正中线，指尖贴于右手拇指上缘，则横平拇指上缘与无名指相交的位置即是。

疏通方法

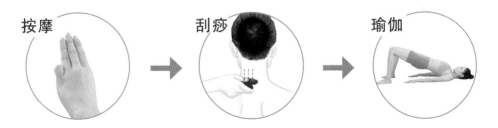

按摩

食指、中指、无名指三指并拢，以指腹垂直揉按滑肉门穴，每次揉按 1~3 分钟。

刮痧

持刮痧板以面刮法、平面按揉法轻刮滑肉门穴 50 次，可适当涂抹润滑介质，以避免给皮肤造成损伤。

瑜伽

每日坚持修习瑜伽中的桥式，调整并保持正确的呼吸，柔和地伸展身体。

天枢穴

所属经络：足阳明胃经。

主治病症：泄泻、痢疾、腹胀、腹痛、便秘、肠鸣、月经不调等。

巧取穴位

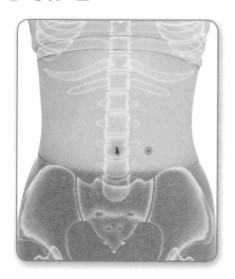

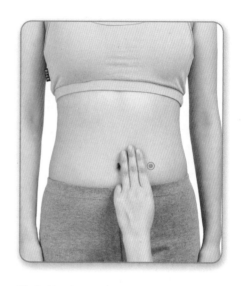

循经定位

位于腹部，脐中旁开 2 寸处，人体的气机上下沟通、升降均由此通过。

取穴技巧

双手拇指与小指屈起，中间三指并拢，将无名指贴于肚脐，则横平脐中与食指相交的位置即是。

疏通方法

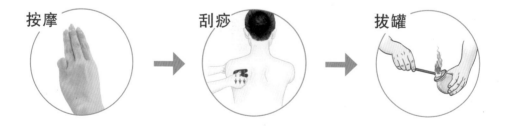

按摩

双手掌心向下，食指、中指、无名指并拢，以中指指腹为中心，垂直揉压天枢穴，每次揉按 1~3 分钟。

刮痧

持刮痧板以推刮法、面刮法重刮天枢穴 60 次，可适当涂抹润滑介质，以避免给皮肤造成损伤。

拔罐

身体仰卧位，以闪火法将罐具吸拔在穴位上，留罐 15 分钟。

足三里穴 !

所属经络：足阳明胃经。

主治病症：呕吐、腹胀、腹痛、胃痛、消化不良、腹泻、便秘、失眠、膝痛等。

巧取穴位

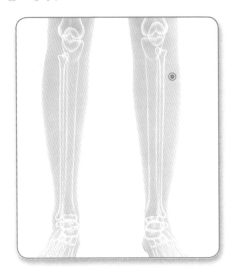

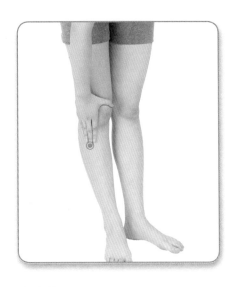

循经定位

小腿前外侧，当犊鼻穴下 3 寸，距胫骨前缘一横指处。

取穴技巧

腿部伸直，单手张开以虎口围住同侧腿髌骨的上外缘，其他四指垂直向下，则中指指尖所在位置即是。

疏通方法

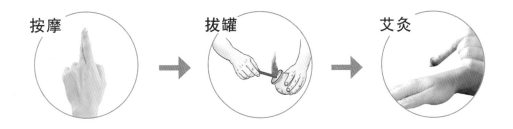

按摩

以单侧手中指指腹垂直按压足三里穴，每日早晚各 1 次，每次 1~3 分钟。

拔罐

身体仰卧位，以闪火法将罐具吸拔在穴位上，留罐 15 分钟。

艾灸

对准穴位施以艾条温和灸 15~20 分钟，每日 1 次或隔日 1 次，灸至皮肤稍泛红晕为止。

丰隆穴

所属经络： 足阳明胃经。

主治病症： 痰多、头痛、眩晕、咳嗽、哮喘、下肢痿痹等。

巧取穴位

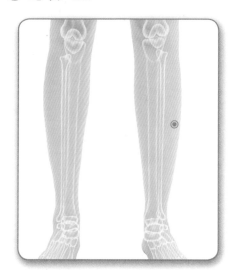

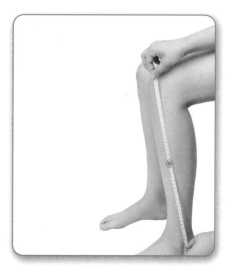

循经定位

小腿前外侧，当外踝尖上8寸，胫骨前肌的外缘。

取穴技巧

正坐屈膝，小腿前外侧，犊鼻穴与外踝尖之间连线的中点处即是。

疏通方法

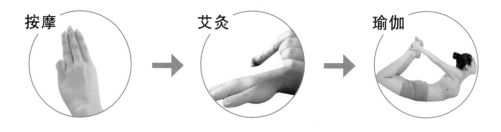

按摩

右手食、中、无名三指并拢，以指腹按压丰隆穴，每日早晚各1次，每次1~3分钟。

艾灸

对准穴位施以艾条温和灸15~20分钟，每日1次或隔日1次，灸至皮肤稍泛红晕为止。

瑜伽

每日坚持修习瑜伽中的弓式，调整并保持正确的呼吸，柔和地伸展身体。

解溪穴

所属经络: 足阳明胃经。

主治病症: 头痛、眩晕、牙痛、腹胀、便秘、脚踝肿痛等。

⊛ 巧取穴位

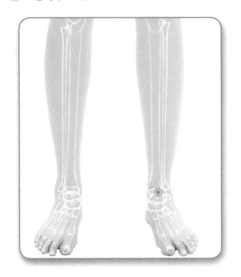

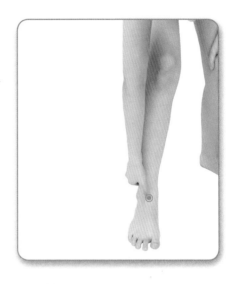

循经定位

足背与小腿交界处横纹中央凹陷处，当蹈长伸肌腱和趾长伸肌腱之间。

取穴技巧

令足趾上翘,在足背踝关节横纹的中点位置,两筋之间的凹陷处即是。

⊛ 疏通方法

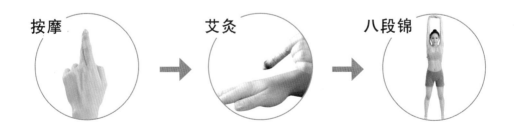

按摩	艾灸	八段锦

以中指指腹垂直按压解溪穴,每天早晚各1次,每次1~3分钟。

对准解溪穴施以艾条温和灸5~10分钟,隔日1次,灸至皮肤稍泛红晕为止。

每日坚持修习八段锦,调整自然、柔和的呼吸,控制身体依次完成八组动作,可反复多次。

内庭穴

所属经络：足阳明胃经。

主治病症：热病、腹痛、咽喉肿痛、牙痛、腹胀、便秘、足背肿痛等。

巧取穴位

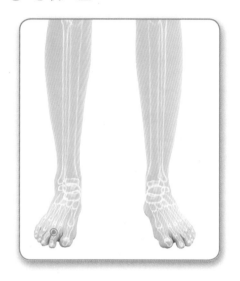

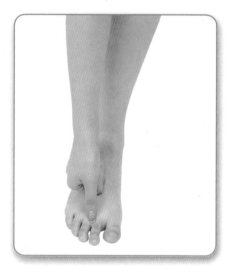

循经定位

位于足背，当第2、第3趾间，趾蹼缘后方赤白肉际处。

取穴技巧

在足的次趾与中趾之间，脚叉缝尽处的凹陷中即是。

疏通方法

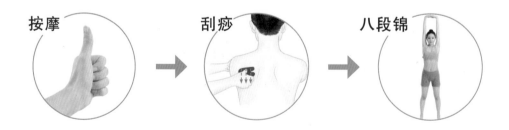

按摩

屈起大拇指，以指尖下压揉按内庭穴，早晚各1次，每次左右两侧各揉按1~3分钟。

刮痧

持刮痧板以推刮法轻刮内庭穴40次，可适当涂抹润滑介质，以避免给皮肤造成损伤。

八段锦

每日坚持修习八段锦，调整自然、柔和的呼吸，控制身体依次完成八组动作，可反复多次。

厉兑穴

所属经络：足阳明胃经。

主治病症：咽喉肿痛、热病、牙痛、鼻出血、腹胀、足冷、足背肿痛等。

巧取穴位

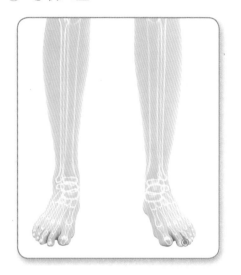

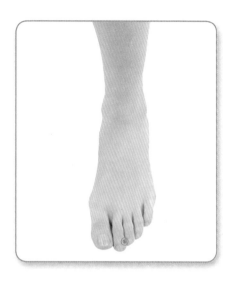

循经定位

位于足部第 2 趾末节外侧，趾甲根角侧后方 0.1 寸处。

取穴技巧

在足部第 2 趾末节的外侧，第 2 趾外侧甲根角侧后方 0.1 寸处。

疏通方法

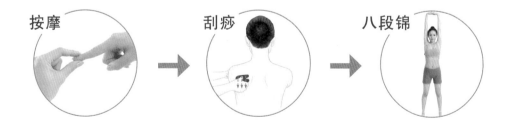

按摩　→　**刮痧**　→　**八段锦**

以大拇指指甲垂直掐按厉兑穴，每日早晚左右两侧各掐按 1~3 分钟。

持刮痧板以推刮法轻刮厉兑穴 40 次，可适当涂抹润滑介质，以避免给皮肤造成损伤。

每日坚持修习八段锦，调整自然、柔和的呼吸，控制身体依次完成八组动作，可反复多次。

气血运化调节阀

足太阴脾经

足太阴脾经分布于人体侧胸腹部、下肢内侧前缘及足大趾内侧,左右循行各 21 个穴位,首穴为隐白,末穴为大包。其中有 11 个穴位在下肢内侧面和足部,其余 10 个穴位则分布在侧胸腹部。

- **穴位数量:** 21 个。
- **特效穴位:** 8 个。
- **主掌脏腑:** 脾胃。
- **主治病症:** 脾胃、妇科病症,前阴病及经脉循行部位的其他病症。

经络健康自查

足太阴脾经主治的病症多与"脾"方面相关,当本经发生异常时,多会出现食后呕吐、胃痛、腹胀、腹泻、肢体无力、心烦、股膝内侧肿痛等症状。

● 与足太阴脾经相联系的器官有咽、舌,足太阴脾经属脾,络胃,在胸部与手少阴心经相接。

经络循行

足太阴脾经起始于大趾末端,沿下肢内侧向上入腹,后从胃部旁出支脉,通过膈肌,流注心中,接手少阴心经。

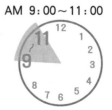

AM 9:00～11:00

血气于巳时流注于脾脏。

经络穴位

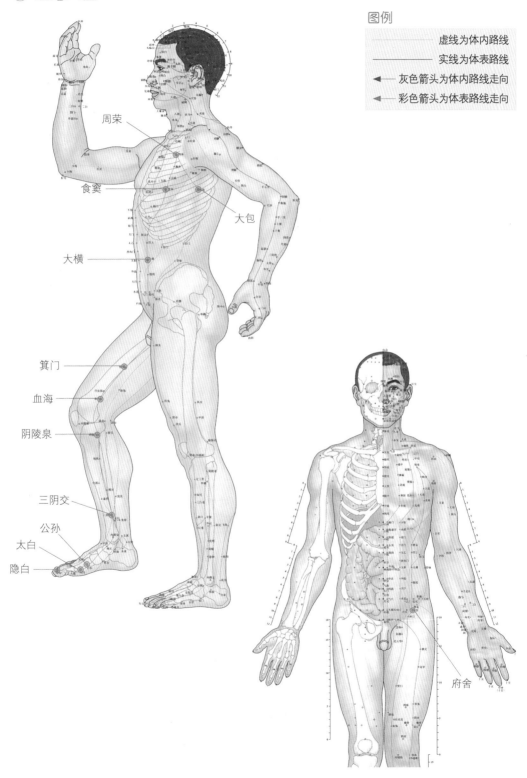

图例

虚线为体内路线	
实线为体表路线	
◀	灰色箭头为体内路线走向
◀	彩色箭头为体表路线走向

周荣

食窦

大包

大横

箕门

血海

阴陵泉

三阴交

公孙

太白

隐白

府舍

太白穴

所属经络：足太阴脾经。

主治病症：便秘、足痛、胃痛、腹胀、腹痛、肠鸣、痢疾等。

巧取穴位

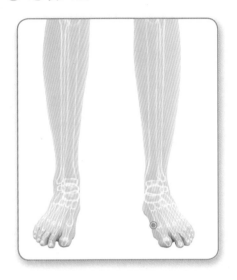

循经定位

位于足内侧缘，第 1 跖趾关节近端赤白肉际凹陷中。

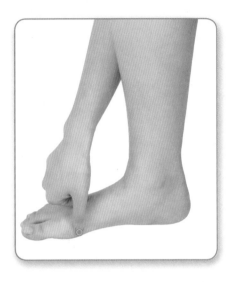

取穴技巧

位于足内侧缘，靠近足大趾，当第 1 跖骨小头后下方凹陷处即是。

疏通方法

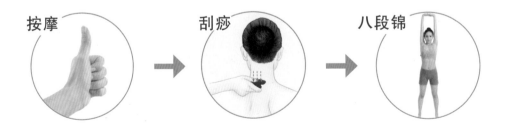

按摩

以拇指指腹垂直按压太白穴，每日早晚各 1 次，左右两侧每次各 1~3 分钟。

刮痧

持刮痧板以面刮法、平面按揉法轻刮太白穴 30 次，可适当涂抹润滑介质，以避免给皮肤造成损伤。

八段锦

每日坚持修习八段锦，调整自然、柔和的呼吸，控制身体依次完成八组动作，可反复多次。

公孙穴

所属经络: 足太阴脾经。

主治病症: 泄泻、呕吐、胃痛、腹胀、腹痛、痢疾、月经不调、足踝痛等。

巧取穴位

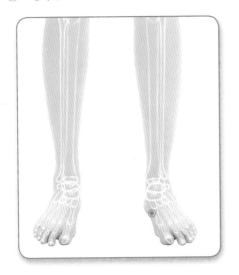

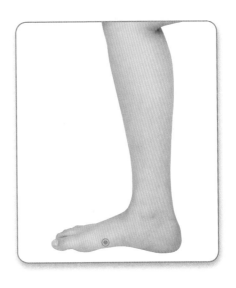

循经定位
位于足内侧缘,当第1跖骨底的前下缘,赤白肉际处。

取穴技巧
食指与中指并拢,中指位于足内侧大趾的关节后,则食指所在的凹陷位置即是。

疏通方法

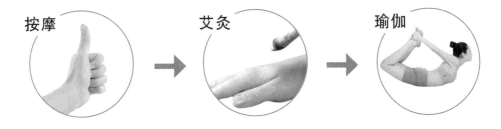

按摩　　　　　**艾灸**　　　　　**瑜伽**

以拇指指尖垂直揉按公孙穴,每日早晚各1次,左右两侧每次各1~3分钟。

对准公孙穴施以艾条温和灸5~10分钟,隔日1次,灸至皮肤稍泛红晕为止。

每日坚持修习瑜伽中的弓式,调整并保持正确的呼吸,柔和地伸展身体。

三阴交穴

所属经络：足太阴脾经。

主治病症：崩漏、小便不利、阳痿、消化不良、失眠、下肢麻痹等。

巧取穴位

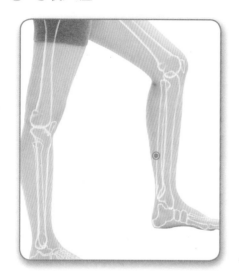

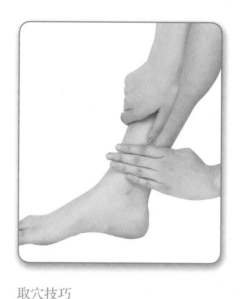

循经定位

位于小腿内侧，当足内踝尖上3寸，胫骨内侧缘后方。

取穴技巧

将单侧手除拇指外的四指并拢伸直，小指置于足内踝上缘，则食指上缘、踝尖正上方胫骨边缘凹陷处即是。

疏通方法

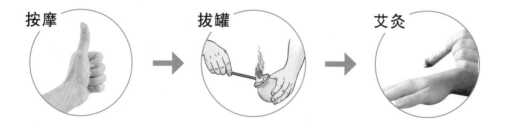

按摩

以大拇指指尖垂直按压三阴交穴，每日早晚各1次，左右两侧每次各1~3分钟。

拔罐

身体侧卧位，以闪火法将罐具吸拔在穴位上，留罐15分钟。

艾灸

对准穴位施以艾条温和灸5~10分钟，灸至皮肤稍泛红晕为止。

阴陵泉穴

所属经络：足太阴脾经。

主治病症：小便不利、带下、水肿、泄泻、腹胀、肠炎痢疾、膝痛、月经不调等。

巧取穴位

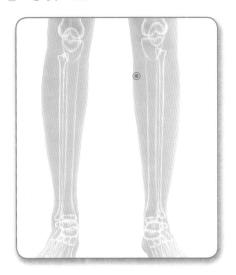

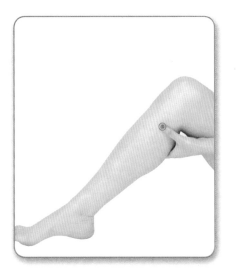

循经定位

位于小腿内侧，胫骨内侧髁下缘与胫骨内侧缘之间的凹陷中，以正坐或仰卧姿势取穴为宜。

取穴技巧

在小腿的内侧，膝下胫骨内侧的凹陷处即是，或胫骨内侧髁后下方的凹陷处。

疏通方法

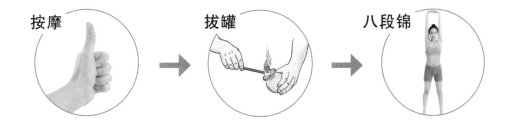

按摩 → **拔罐** → **八段锦**

屈起大拇指，以指尖由下向上揉按阴陵泉穴，左右两侧每次各 1~3 分钟。

身体侧卧位，以闪火法将罐具吸拔在穴位上，留罐 15 分钟。

每日坚持修习八段锦，调整自然、柔和的呼吸，控制身体依次完成八组动作，可反复多次。

血海穴

所属经络：足太阴脾经。

主治病症：瘾疹、丹毒、月经不调、湿疹、膝痛等。

巧取穴位

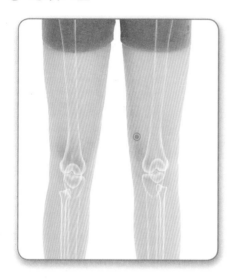

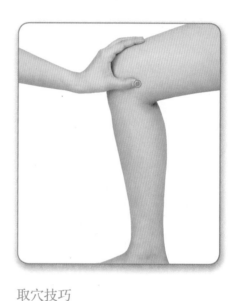

循经定位

屈膝，在大腿内侧，髌底内侧端上 2 寸，当股内侧肌的隆起处。

取穴技巧

屈膝，以对侧手掌按在膝盖骨上，掌心呈 45° 角，手指向上，拇指偏向大腿内侧，则拇指端所在位置即是。

疏通方法

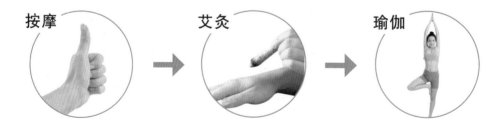

按摩　　　　**艾灸**　　　　**瑜伽**

屈曲大拇指，以拇指指尖按揉血海穴，每日早晚各 1 次，左右两侧每次各 3~5 分钟。

对准血海穴施以艾条温和灸 10~20 分钟，每日 1 次，灸至皮肤稍泛红晕为止。

每日坚持修习瑜伽中的树式，调整并保持正确的呼吸，柔和地伸展身体。

府舍穴

所属经络：足太阴脾经。

主治病症：腹痛、疝气等。

巧取穴位

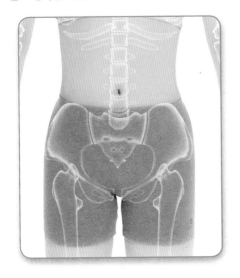

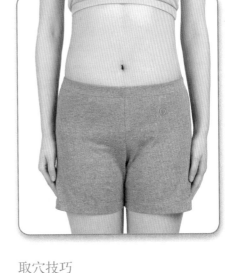

循经定位

在下腹部，当脐中下 4 寸，前正中线旁开 4 寸处。

取穴技巧

右手五指并拢，将拇指放于肚脐处，记下肚脐正下方小指边缘的位置，移动右手，手指朝下，将拇指放于此点，则小指边缘横平此点的位置即是。

疏通方法

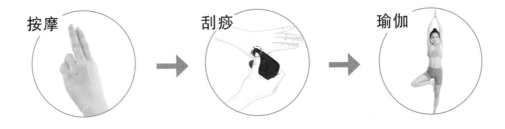

按摩　　　　　　刮痧　　　　　　瑜伽

　　食、中两指并拢伸直，以指腹揉按府舍穴，左右两侧每次各1~3 分钟。

　　持刮痧板以平面按揉法轻刮府舍穴 30 次，可适当涂抹润滑介质，以避免给皮肤造成损伤。

　　每日坚持修习瑜伽中的树式，调整并保持正确的呼吸，柔和地伸展身体。

周荣穴

所属经络：足太阴脾经。

主治病症：咳嗽、气逆、胸胁胀满等。

巧取穴位

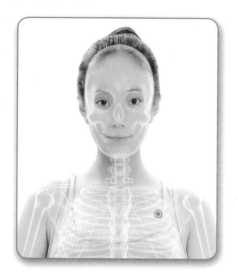

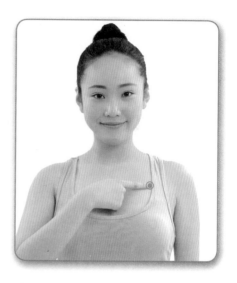

循经定位

位于胸外侧部，当第 2 肋间隙，前正中线旁开 6 寸。

取穴技巧

将右手食、中、无名三指并拢伸直，指尖朝左，食指放在左胸窝上缘，则无名指所在的位置即是。

疏通方法

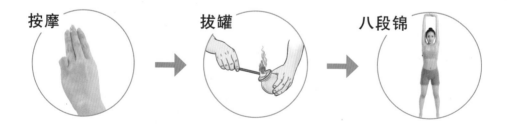

按摩

右手食、中、无名三指并拢，以指腹揉按周荣穴，每日早晚各 1 次，每次 1~3 分钟。

拔罐

身体仰卧位，以闪火法将罐具吸拔在穴位上，留罐 20 分钟。

八段锦

每日坚持修习八段锦，调整自然、柔和的呼吸，控制身体依次完成八组动作，可反复多次。

大包穴

所属经络： 足太阴脾经。

主治病症： 胸闷、全身疼痛、消化不良等。

巧取穴位

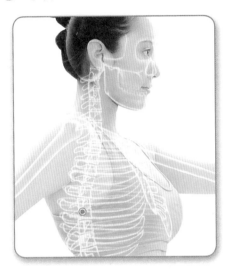

循经定位

位于胸侧部，腋中线上，当第6肋间隙处，此穴为脾之大络，统络阴阳诸经。

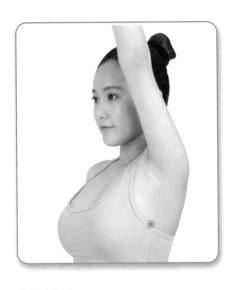

取穴技巧

右手五指并拢，指尖朝上，将中指指尖放于左腋窝下中线处，则手腕横纹外缘所对的位置即是。

疏通方法

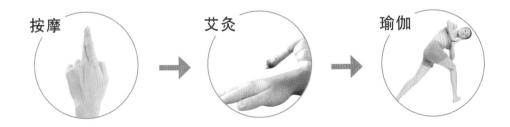

按摩　　　　　　　艾灸　　　　　　　瑜伽

　　双手互抱胸前，以中指指尖揉按身体两侧的大包穴，每日早晚各1次，每次1~3分钟。

　　对准大包穴施以艾条温和灸10~20分钟，每日1次，灸至皮肤稍泛红晕为止。

　　每日坚持修习瑜伽中的拜月式，调整并保持正确的呼吸，柔和地伸展身体。

心神养护的王牌

手少阴心经

手少阴心经分布于人体腋下、上肢内侧后缘、手掌及手小指桡侧,左右循行各9个穴位,首穴为极泉,末穴为少冲。其中有1个穴位在腋窝部,其余8个穴位则分布在上肢掌侧面的尺侧。

- **穴位数量**:9个。
- **特效穴位**:6个。
- **主掌脏腑**:心。
- **主治病症**:心、胸病症,神志病及经脉循行部位的其他病症。

经络健康自查

手少阴心经主治的病症多与"心"方面相关,当本经发生异常时,多会出现喉咙干燥、心口痛、胸胁背痛、上肢麻木、掌心热、前臂内侧痛、神志失常等症状。

- 与手少阴心经相联系的脏腑有心、食管、目,手少阴心经属心,络小肠,在手小指与手太阳小肠经相接。

经络循行

手少阴心经从心中开始,向下过膈至小肠,支系向上过咽抵于目,由心过肺斜入腋下,沿上肢内侧后缘,向下出于小指末端,接手太阳小肠经。

AM 11:00~PM 1:00

血气于午时流注于心经。

经络穴位

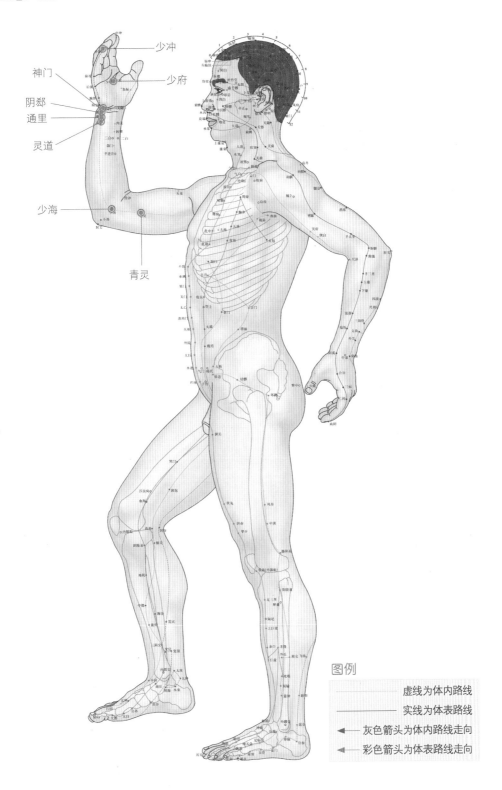

图例

———— 虚线为体内路线	
———— 实线为体表路线	
◀———— 灰色箭头为体内路线走向	
◀———— 彩色箭头为体表路线走向	

极泉穴

所属经络： 手少阴心经。

主治病症： 胁、肋痛、肩关节炎、肩臂疼痛、上肢麻木等。

巧取穴位

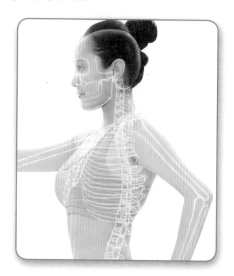

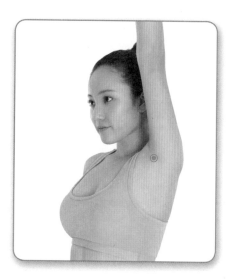

循经定位

上臂外展时，极泉穴位于腋窝中央，腋动脉的搏动处，意为脉气于此如泉中之水急流而出。

取穴技巧

单臂屈肘上举，以对侧手的中指按腋窝正中的凹陷处即是。

疏通方法

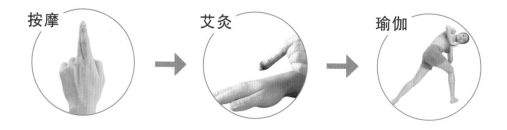

按摩

以中指指尖按压极泉穴，每日早晚各1次，左右两侧每次各1~3分钟。

艾灸

对准极泉穴施以艾条温和灸10~20分钟，每日1次，灸至皮肤稍泛红晕为止。

瑜伽

每日坚持修习瑜伽中的拜月式，调整并保持正确的呼吸，柔和地伸展身体。

青灵穴

所属经络： 手少阴心经。

主治病症： 头痛、胁痛、肩臂疼痛等。

巧取穴位

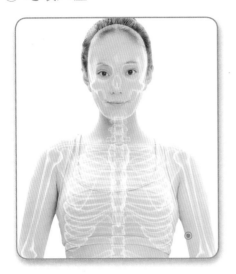

循经定位

在臂内侧，当极泉与少海的连线上，肘横纹上3寸，肱二头肌的内侧沟中。

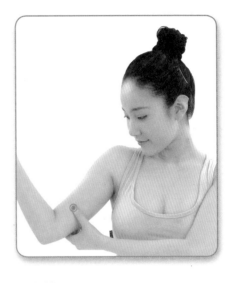

取穴技巧

抬右臂与肩平，左手四指并拢，将小指放于手臂内侧肘横纹处，则食指外侧与极泉、少海间连线的交点处即是。

疏通方法

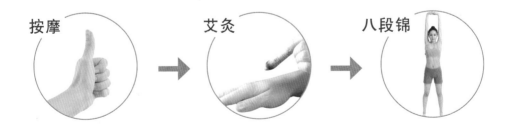

按摩

以拇指指腹揉按青灵穴，每日早晚各1次，左右两侧每次1~3分钟。

艾灸

对准青灵穴施以艾条温和灸10~20分钟，每日1次，灸至皮肤稍泛红晕为止。

八段锦

每日坚持修习八段锦，调整自然、柔和的呼吸，控制身体依次完成八组动作，可反复多次。

少海穴

所属经络：手少阴心经。

主治病症：手颤、头痛目眩、心痛、牙痛、肘关节痛、神经衰弱等。

⚖ 巧取穴位

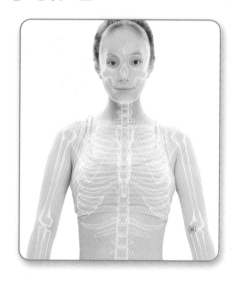

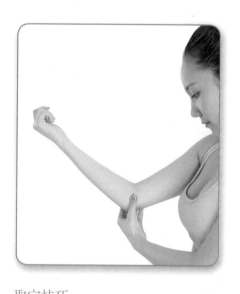

循经定位

屈肘举臂时，少海穴位于肘横纹内侧端与肱骨内上髁连线的中点处。

取穴技巧

抬臂屈肘，以对侧手轻握肘尖，大拇指指腹所在的肘横纹内侧端与肱骨内上髁连线的中点处即是。

⚖ 疏通方法

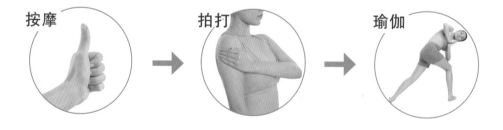

按摩 ➡ **拍打** ➡ **瑜伽**

以大拇指指腹按压少海穴，每日早晚各1次，左右两侧每次1~3分钟。

以掌拍法拍打少海穴40次，注意轻重得当、有节奏，力度以个人感觉舒服为宜。

每日坚持修习瑜伽中的拜月式，调整并保持正确的呼吸，柔和地伸展身体。

神门穴

所属经络：手少阴心经。

主治病症：失眠、健忘、心痛、心悸、心烦等。

巧取穴位

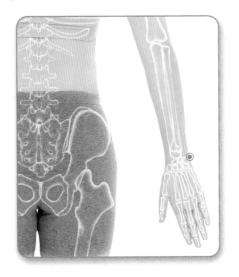

循经定位

在腕部，腕掌侧横纹尺侧端，尺侧腕屈肌腱的桡侧凹陷处。

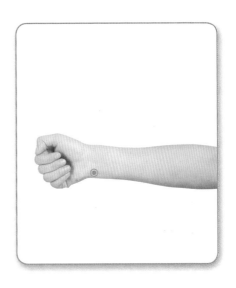

取穴技巧

在豌豆骨上缘桡侧凹陷中，在腕掌侧远端横纹上取穴。

疏通方法

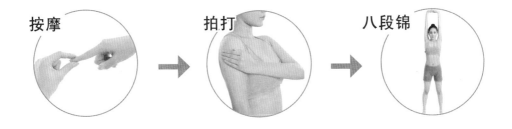

按摩

屈起大拇指，以指尖垂直掐按神门穴，每日早晚各 1 次，左右两侧每次各 3~5 分钟。

拍打

以掌拍法拍打神门穴 30 次，注意轻重得当、有节奏，力度以个人感觉舒服为宜。

八段锦

每日坚持修习八段锦，调整自然、柔和的呼吸，控制身体依次完成八组动作，可反复多次。

少府穴

所属经络： 手少阴心经。

主治病症： 掌中热、胸痛、心悸、小便不利、小指挛痛等。

巧取穴位

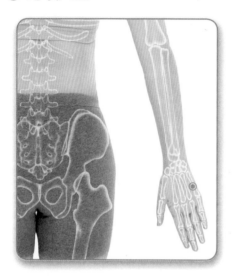

循经定位

位于手掌面，第4、第5掌骨之间，横平第5掌指关节近端，意为心经气血在此处聚集。

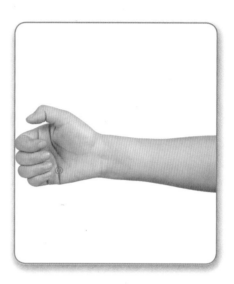

取穴技巧

屈指握拳，当小指与无名指指尖中间与感情线的交会处即是。

疏通方法

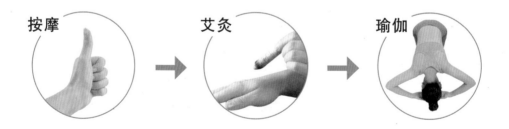

按摩

屈起大拇指，以指尖按压少府穴，每日早晚各1次，左右两侧每次各3~5分钟。

艾灸

对准少府穴施以艾条温和灸10~20分钟，每日1次，灸至皮肤稍泛红晕为止。

瑜伽

每日坚持修习瑜伽中的兔式，调整并保持正确的呼吸，柔和地伸展身体。

少冲穴

所属经络：手少阴心经。

主治病症：热病、昏迷、心悸、心痛、肋间神经痛、上肢肌肉痉挛等。

巧取穴位

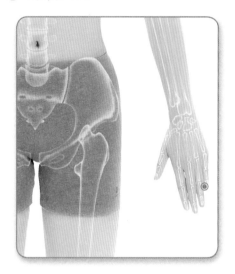

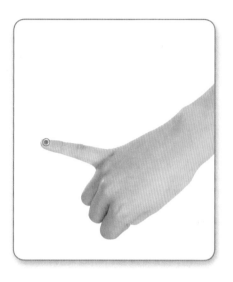

循经定位

位于小指末节桡侧，指甲根角侧上方0.1寸处，以正坐或俯掌姿势取穴为宜。

取穴技巧

手掌平伸，小指指甲根下缘，靠近无名指侧的边缘处即是。

疏通方法

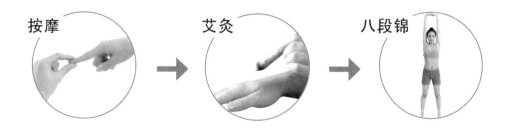

按摩 → 艾灸 → 八段锦

屈起大拇指，以指甲尖垂直掐按少冲穴，每日早晚各1次，左右两侧每次各3~5分钟。

对准少冲穴施以艾条温和灸15~20分钟，每日1次，灸至皮肤稍泛红晕为止。

每日坚持修习八段锦，调整自然、柔和的呼吸，控制身体依次完成八组动作，可反复多次。

舒筋活络急先锋

手太阳小肠经

手太阳小肠经分布于人体手小指的尺侧、上肢外侧后缘、肩后、肩胛、颈部、面部、目外眦、耳中及目内眦，左右循行各19个穴位，首穴为少泽，末穴为听宫。其中有8个穴位在上肢背面的尺侧，其余11个穴位则分布在肩、颈和面部。

穴位数量：19个。

特效穴位：8个。

主掌脏腑：小肠。

主治病症：头颈、耳、目、咽喉病症，神志病、热病及经脉循行部位的其他病症。

经络健康自查

手太阳小肠经主治的病症多与"液"方面相关，当本经发生异常时，多会出现面颊肿、咽喉疼痛、颈项强直、肩胛及上肢侧后部疼痛、少腹胀痛、泄泻、便秘等症状。

● 与手太阳小肠经相联系的器官有胃、心、小肠、耳、目，手太阳小肠经属小肠，络心，在目内眦与足太阳膀胱经相接。

经络循行

手太阳小肠经起始于手小指尺侧端，沿上肢外侧后缘向上，由肩胛冈入锁骨窝向下过心、胃抵于小肠，支系由肩后向上到达颧部，与足太阳膀胱经相接。

PM 1：00～3：00

血气于未时流注于小肠。

经络穴位

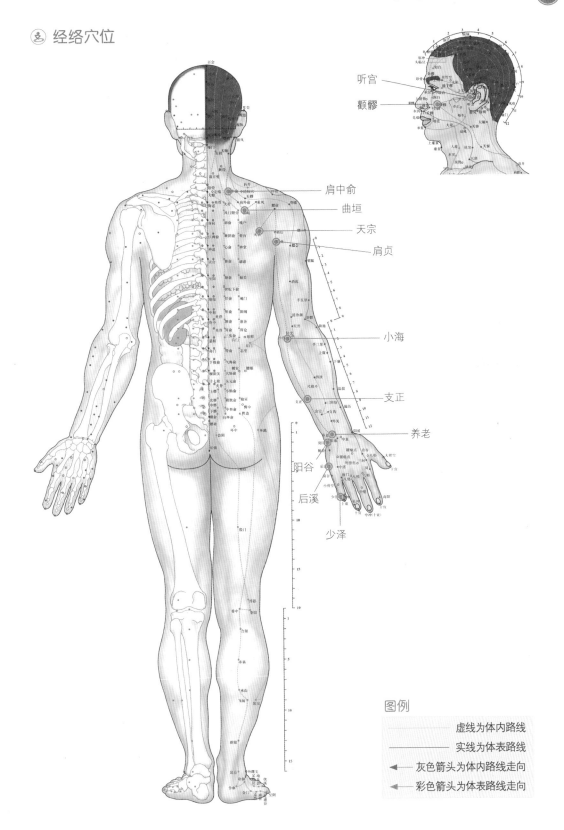

听宫
颧髎

肩中俞
曲垣
天宗
肩贞
小海
支正
养老
阳谷
后溪
少泽

图例

———— 虚线为体内路线
———— 实线为体表路线
◄—— 灰色箭头为体内路线走向
◄—— 彩色箭头为体表路线走向

少泽穴

所属经络：手太阳小肠经。

主治病症：热病、头痛、咽喉肿痛、肋间神经痛、前臂神经痛、昏迷等。

巧取穴位

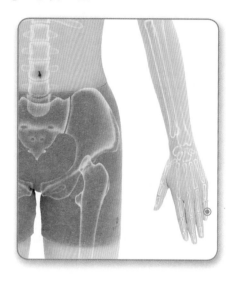

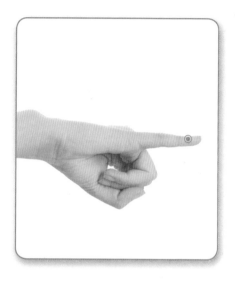

循经定位

位于小指末节尺侧，指甲根角侧上方0.1寸处，意为经脉的高热水气由此外输体表。

取穴技巧

手掌平伸，小指末节尺侧，距指甲根角0.1寸处即是。

疏通方法

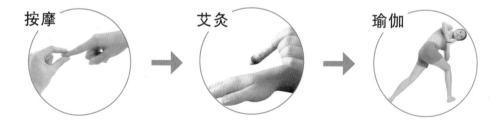

按摩　　　　　艾灸　　　　　瑜伽

屈起大拇指，以指甲尖垂直掐按少泽穴，每次1~3分钟。

对准少泽穴施以艾条温和灸15~20分钟，每日1次，灸至皮肤稍泛红晕为止。

每日坚持修习瑜伽中的拜月式，调整并保持正确的呼吸，柔和地伸展身体。

后溪穴

所属经络： 手太阳小肠经。

主治病症： 头痛、咽喉肿痛、腰背痛、慢性劳损、手指及肘臂挛急等。

巧取穴位

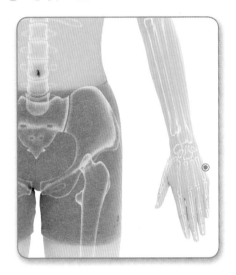

循经定位

在手掌尺侧，第5掌指关节尺侧近端赤白肉际凹陷中。

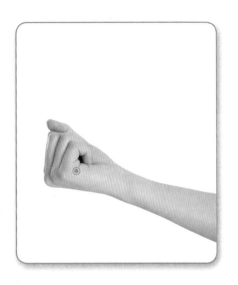

取穴技巧

半握拳，在手掌尺侧，掌远侧横纹头赤白肉际处即是。

疏通方法

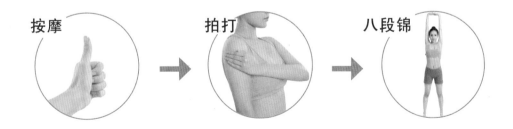

按摩

屈起大拇指，以指尖垂直向着掌心方向下压后溪穴，每次1~3分钟。

拍打

以掌拍法拍打后溪穴30次，注意轻重得当、有节奏，力度以个人感觉舒服为宜。

八段锦

每日坚持修习八段锦，调整自然、柔和的呼吸，控制身体依次完成八组动作，可反复多次。

阳谷穴

所属经络：手太阳小肠经。

主治病症：头痛、耳鸣、精神病、腕臂疼痛等。

巧取穴位

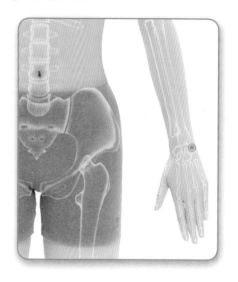

循经定位

位于手腕后区尺侧，当尺骨茎突与三角骨之间的凹陷处。

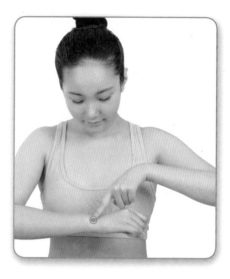

取穴技巧

抬臂屈肘，手背朝上，在手腕尺侧，手腕骨头凸出处的前方凹陷处即是。

疏通方法

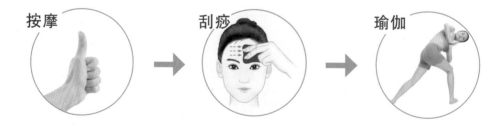

按摩

屈肘侧腕，以拇指指腹按压阳谷穴，并做环状按摩，每次1~3分钟。

刮痧

持刮痧板以平刮法或平面按揉法轻刮阳谷穴30次，可适当涂抹润滑介质，以避免给皮肤造成损伤。

瑜伽

每日坚持修习瑜伽中的拜月式，调整并保持正确的呼吸，柔和地伸展身体。

养老穴

所属经络： 手太阳小肠经。

主治病症： 近视,肩、背、肘、臂酸痛,落枕,腰痛等。

巧取穴位

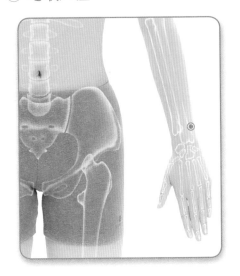

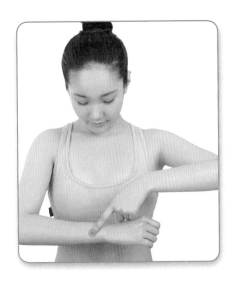

循经定位

位于前臂后区尺侧,当尺骨头桡侧的凹陷中,与尺骨小头最高点平齐的骨缝中。

取穴技巧

掌心向下,另一手食指按在尺骨头最高点上,然后手掌旋后,在食指滑入的骨缝中。

疏通方法

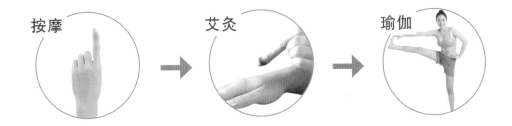

按摩　　　　**艾灸**　　　　**瑜伽**

抬臂屈肘,以对侧手食指指尖垂直向下按揉养老穴,左右两侧每次各1~3分钟。

对准养老穴施以艾条温和灸10~20分钟,隔日1次,灸至皮肤稍泛红晕为止。

每日坚持修习瑜伽中的手碰脚式,调整并保持正确的呼吸,柔和地伸展身体。

小海穴

所属经络： 手太阳小肠经。

主治病症： 肘臂疼痛、头痛、腹痛、四肢无力等。

巧取穴位

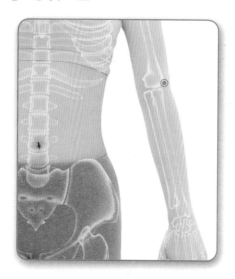

循经定位

在肘内侧，当尺骨鹰嘴与肱骨内上髁之间的凹陷处。

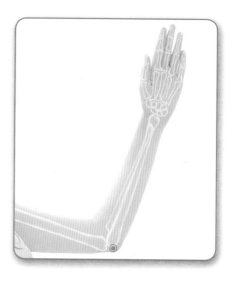

取穴技巧

抬臂微屈肘，在尺神经沟中，用手指弹拨此处时有麻感直达小指。

疏通方法

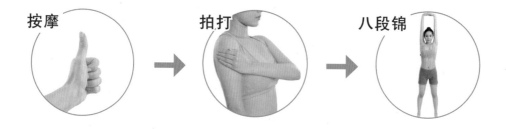

按摩

以大拇指指腹垂直揉按小海穴，左右两侧每次各1~3分钟。

拍打

以掌拍法拍打小海穴50次，注意轻重得当、有节奏，力度以个人感觉舒服为宜。

八段锦

每日坚持修习八段锦，调整自然、柔和的呼吸，控制身体依次完成八组动作，可反复多次。

天宗穴

所属经络: 手太阳小肠经。

主治病症: 乳腺增生、胸痛、肩胛疼痛、气喘等。

巧取穴位

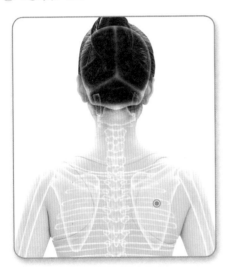

循经定位

位于肩胛部,肩胛冈中点与肩胛骨下角连线上 1/3 与下 2/3 交点凹陷中。

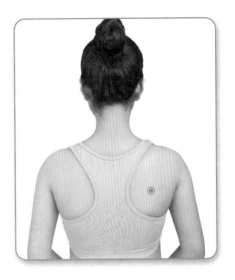

取穴技巧

在肩胛骨冈下窝的中央凹陷处,与第 4 胸椎相平。

疏通方法

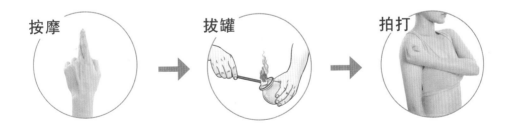

按摩

以中指指腹按揉天宗穴,左右两侧每次各 1~3 分钟。

拔罐

身体俯卧位,以闪火法将罐具吸拔在穴位上,留罐 20 分钟。

拍打

以拳拍法拍打天宗穴 20 次,注意轻重得当、有节奏,力度以个人感觉舒服为宜。

肩中俞穴

所属经络：手太阳小肠经。
主治病症：咳嗽、哮喘、肩背疼痛、目视不明等。

巧取穴位

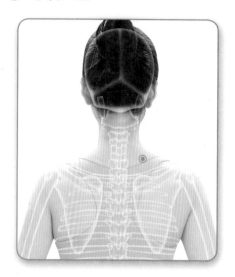

循经定位

位于背部，当第 7 颈椎棘突下，旁开 2 寸处，胸腔内湿热水气由此穴外输。

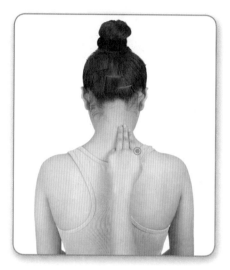

取穴技巧

低头，后颈部最突起椎体旁开三指处即是。

疏通方法

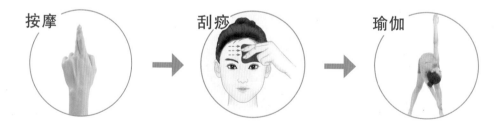

按摩

以中指指腹揉按肩中俞穴，左右两侧每次各 1~3 分钟。

刮痧

持刮痧板以平刮法、平面按揉法轻刮肩中俞穴 30 次，可适当涂抹润滑介质，以避免给皮肤造成损伤。

瑜伽

每日坚持修习瑜伽中的侧三角扭转式，调整并保持正确的呼吸，柔和地伸展身体。

听宫穴

所属经络： 手太阳小肠经。

主治病症： 耳鸣、耳聋、牙痛、头晕、头痛等。

巧取穴位

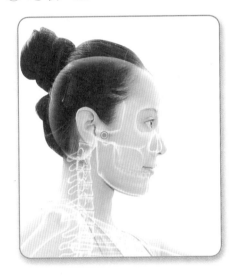

循经定位

在面部，耳屏正中与下颌骨髁突之间的凹陷中。

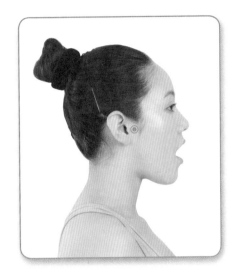

取穴技巧

口微张开时，下颌骨髁状突的后方，耳屏正中前缘凹陷处即是。

疏通方法

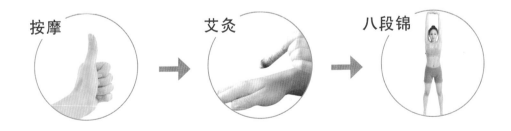

按摩　　　　**艾灸**　　　　**八段锦**

以大拇指指尖轻轻揉按听宫穴，左右两侧各 1~3 分钟。

对准听宫穴施以艾条温和灸 10~20 分钟，隔日 1 次，灸至皮肤稍泛红晕为止。

每日坚持修习八段锦，调整自然、柔和的呼吸，控制身体依次完成八组动作，可反复多次。

足太阳膀胱经

足太阳膀胱经分布于人体头面、腰背、下肢外侧后缘及足小趾,左右循行各 67 个穴位,首穴为睛明,末穴为至阴。其中有 10 个穴位在头项部,39 个穴位在腰背部,其余 18 个穴位则分布在下肢后外侧部。

- **穴位数量:** 67 个。
- **特效穴位:** 10 个。
- **主掌脏腑:** 膀胱。
- **主治病症:** 头颈、目、腰背、下肢病症,神志病,呼吸系统、循环系统、消化系统、泌尿生殖系统及经脉循行部位的其他病症。

经络健康自查

足太阳膀胱经主治的病症多与"筋"方面相关,当本经发生异常时,多会出现头痛、脊背疼痛、腰骶疼痛、腿脚疼痛、小便不利、遗尿等症状。

- 与足太阳膀胱经相联系的有目、鼻、脑,足太阳膀胱经属膀胱,络肾,在足小趾与足少阴肾经相接。

经络循行

足太阳膀胱经起始于内眼角睛明穴,上行至头顶,支系旁开连于耳上角,直行支系向下沿头、颈、背后侧抵于肾,分支一系沿腰向下经臀至腘中;另一支系由肩胛向下沿背、下肢后侧络于腘中。两个支脉汇合向下过踝,循足外侧止于足小趾端至阴穴。

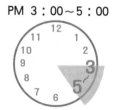

PM 3:00～5:00

血气于申时流注于膀胱。

经络穴位

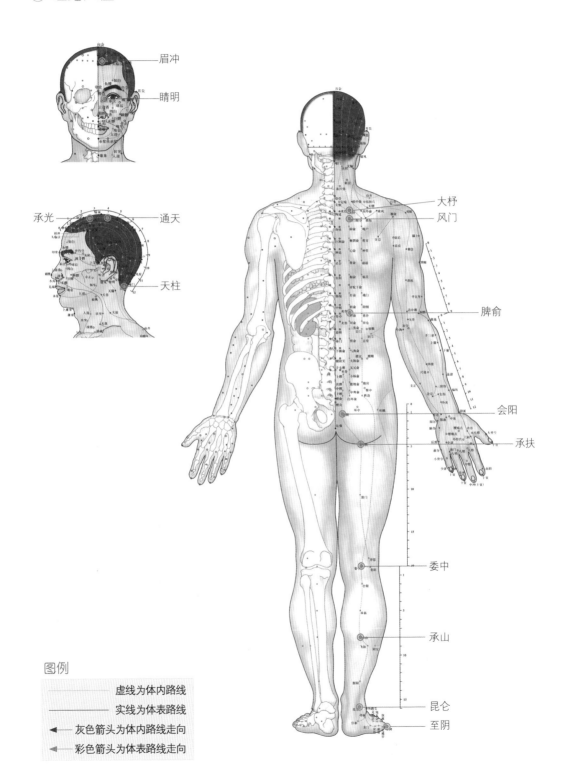

眉冲
睛明
承光
通天
天柱

大杼
风门
脾俞
会阳
承扶
委中
承山
昆仑
至阴

图例

———— 虚线为体内路线
———— 实线为体表路线
◀—— 灰色箭头为体内路线走向
◀—— 彩色箭头为体表路线走向

睛明穴

所属经络：足太阳膀胱经。

主治病症：假性近视、散光、老花眼、眼睛红肿等。

巧取穴位

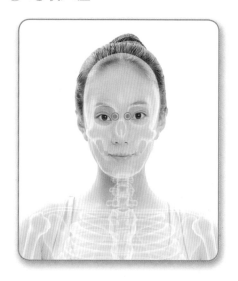

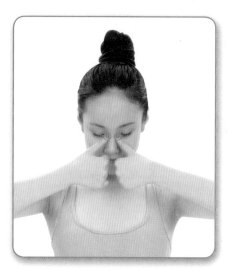

循经定位

位于面部，目内眦角稍上方眶内侧壁的凹陷处，膀胱经之血在此穴交于眼睛，使其明亮、清澈。

取穴技巧

轻闭双眼，将大拇指置于鼻梁旁与内眼角的中点，拇指指尖所在的凹陷处即是。

疏通方法

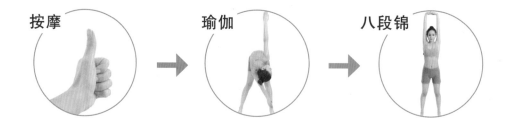

按摩

以大拇指指尖轻掐睛明穴，在骨上轻轻前后刮揉，左右两侧各1~3分钟。

瑜伽

每日坚持修习瑜伽中的侧三角扭转式，调整并保持正确的呼吸，柔和地伸展身体。

八段锦

每日坚持修习八段锦，调整自然、柔和的呼吸，控制身体依次完成八组动作，可反复多次。

眉冲穴

所属经络：足太阳膀胱经。

主治病症：头痛、眩晕、鼻塞、癫痫等。

巧取穴位

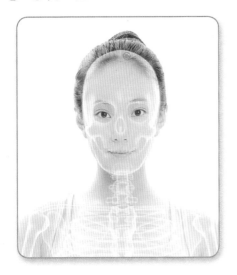

循经定位

在头部，当额切迹直上入发际0.5寸，神庭与曲差的连线中间。

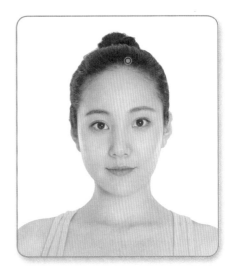

取穴技巧

将双手中指指腹放于眉毛内侧边缘处，沿直线向上推，指腹入发际，则指尖所在位置即是。

疏通方法

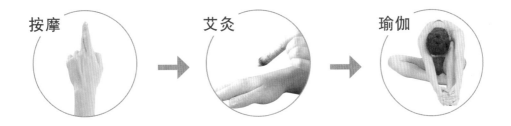

按摩   →   **艾灸**   →   **瑜伽**

以中指指腹揉按眉冲穴，左右两侧各1~3分钟。

对准眉冲穴施以艾条温和灸5~10分钟，隔日1次，灸至皮肤稍泛红晕为止。

每日坚持修习瑜伽中的头膝式，调整并保持正确的呼吸，柔和地伸展身体。

承光穴

所属经络：足太阳膀胱经。
主治病症：头痛、目眩、鼻塞、鼻炎、热病等。

巧取穴位

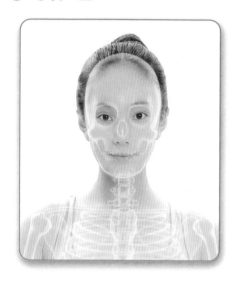

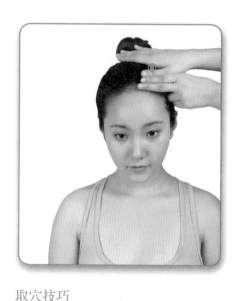

循经定位

位于头部，当前发际正中直上2.5寸，旁开1.5寸，以正坐或仰卧姿势取穴为宜。

取穴技巧

左手食、中二指并拢，将中指放于前发际处，右手拇指贴左手食指放，记下拇指上缘与正中线的交点，此点旁开两指处即是。

疏通方法

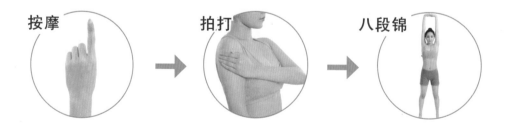

按摩

拍打

八段锦

以食指指腹按压承光穴，左右两侧每次各1~3分钟。

以掌拍法拍打承光穴30次，注意轻重得当、有节奏，力度以个人感觉舒服为宜。

每日坚持修习八段锦，调整自然、柔和的呼吸，控制身体依次完成八组动作，可反复多次。

通天穴

所属经络： 足太阳膀胱经。
主治病症： 头痛、眩晕、鼻塞等。

巧取穴位

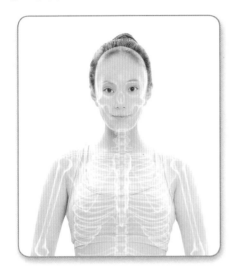

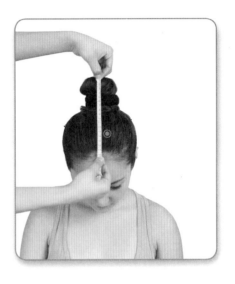

循经定位
位于头部，当前发际正中直上 4 寸，旁开 1.5 寸，膀胱经气血在此受热胀散上行于天。

取穴技巧
左手五指并拢，将小指放于前发际处，记下拇指上缘与正中线的交点，此点旁开两指处即是。

疏通方法

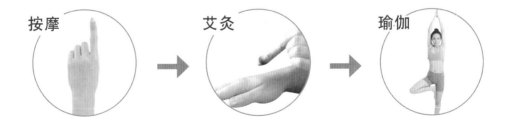

按摩　　　　　　**艾灸**　　　　　　**瑜伽**

以食指指腹按压通天穴，左右两侧每次各 1~3 分钟。

对准通天穴施以艾条温和灸 10~20 分钟，隔日 1 次，灸至皮肤稍泛红晕为止。

每日坚持修习瑜伽中的树式，调整并保持正确的呼吸，柔和地伸展身体。

天柱穴

所属经络： 足太阳膀胱经。

主治病症： 头痛、颈项僵硬、肩背疼痛、鼻塞等。

巧取穴位

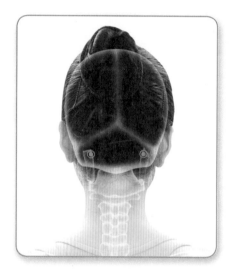

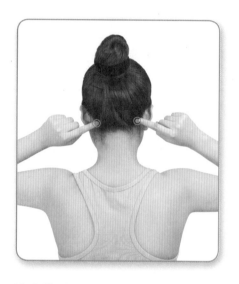

循经定位

在项后部,斜方肌外缘凹陷中,横平第2颈椎棘突上际。

取穴技巧

位于后头骨正下方凹陷处,即脖颈处有一块突起的肌肉(斜方肌),此肌肉外侧凹处,后发际正中旁开约2厘米即是。

疏通方法

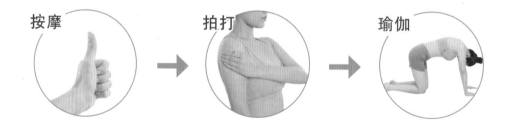

按摩	拍打	瑜伽
以大拇指指腹由下往上轻轻揉按天柱穴,左右两侧每次各1~3分钟。	以掌拍法拍打天柱穴30次,注意轻重得当、有节奏,力度以个人感觉舒服为宜。	每日坚持修习瑜伽中的猫式,调整并保持正确的呼吸,柔和地伸展身体。

风门穴

所属经络: 足太阳膀胱经。

主治病症: 感冒、咳嗽、头颈痛、胸背痛等。

⚕ 巧取穴位

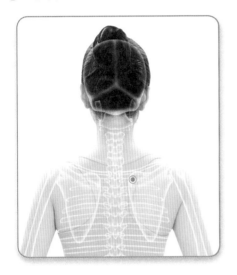

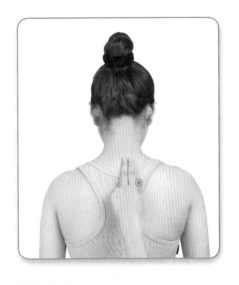

循经定位

位于背部,当第2胸椎棘突下,后正中线旁开1.5寸,是督脉、足太阳膀胱经交会穴,风邪出入的门户。

取穴技巧

食、中两指并拢,将中指紧贴住大椎下第2个凹洼处(第2胸椎与第3胸椎间),则食指外侧与其齐平的位置即是。

⚕ 疏通方法

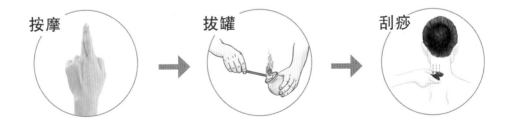

按摩

以中指指腹揉按风门穴,左右两侧每次各1~3分钟。

拔罐

身体俯卧位,以闪火法将罐具吸拔在穴位上,留罐10分钟。

刮痧

持刮痧板以面刮法轻刮风门穴20次,可适当涂抹润滑介质,以避免给皮肤造成损伤。

会阳穴

所属经络：足太阳膀胱经。

主治病症：泄泻、痔疮、阳痿、带下等。

巧取穴位

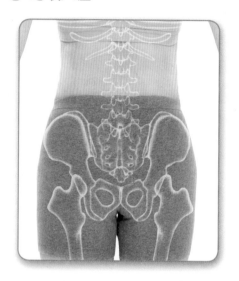

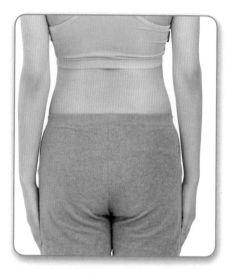

循经定位

位于骶部，尾骨端旁开 0.5 寸，意指膀胱经经气在此处会合督脉的阳气。

取穴技巧

双手后伸，中指伸直，将中指指腹置于尾骨端，则两侧各 0.5 寸处即是。

疏通方法

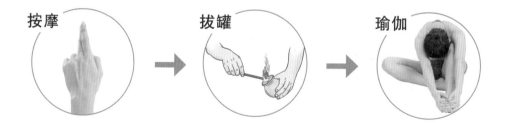

按摩

以中指指腹揉按会阳穴，左右两侧每次各 1~3 分钟。

拔罐

身体俯卧位，以闪火法将罐具吸拔在穴位上，留罐 20 分钟。

瑜伽

每日坚持修习瑜伽中的头膝式，调整并保持正确的呼吸，柔和地伸展身体。

承扶穴

所属经络：足太阳膀胱经。

主治病症：腰腿疼痛、痔疮、便秘等。

巧取穴位

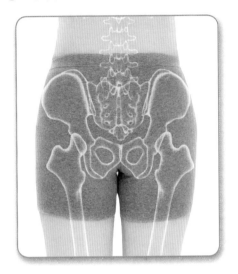

循经定位

位于大腿后面，臀下横纹的中点处，臀大肌的下缘。

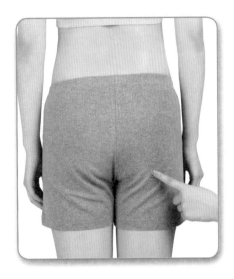

取穴技巧

在大腿的后面，臀大肌的下缘，左右臀下臀沟的中心点处即是。

疏通方法

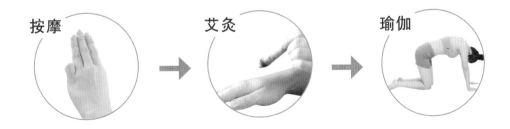

按摩

食、中、无名三指并拢，以指腹向上按揉承扶穴，左右两侧每次1~3分钟。

艾灸

对准承扶穴施以艾条温和灸15~20分钟，每日1次，灸至皮肤稍泛红晕为止。

瑜伽

每日坚持修习瑜伽中的猫式，调整并保持正确的呼吸，柔和地伸展身体。

昆仑穴

所属经络：足太阳膀胱经。

主治病症：脚踝疼痛、头痛、腰背痛、坐骨神经痛等。

⚇ 巧取穴位

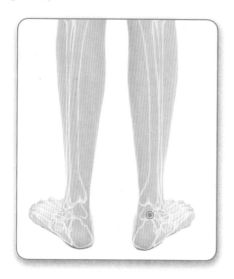

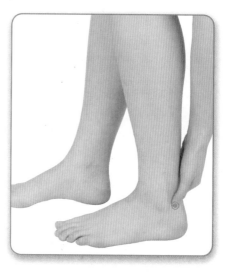

循经定位

位于在足部外踝后方，当外踝尖与跟腱之间的凹陷处。

取穴技巧

单手扶住脚踝，外脚踝尖后侧与跟腱之间的凹陷处即是。

⚇ 疏通方法

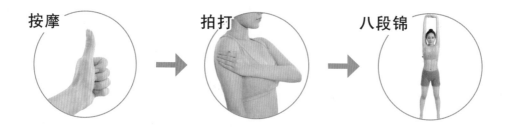

按摩 → **拍打** → **八段锦**

　　大拇指屈起，以指节由上向下轻轻刮按昆仑穴，左右两侧每次各1~3分钟。

　　以掌拍法拍打昆仑穴30次，注意轻重得当、有节奏，力度以个人感觉舒服为宜。

　　每日坚持修习八段锦，调整自然、柔和的呼吸，控制身体依次完成八组动作，可反复多次。

至阴穴

所属经络： 足太阳膀胱经。

主治病症： 头痛、目痛、足关节炎、鼻塞、胎位不正等。

⊛ 巧取穴位

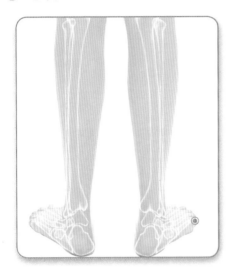

循经定位

位于足小趾末节外侧，趾甲根角侧后方 0.1 寸处，以正坐或俯卧姿势取穴为宜。

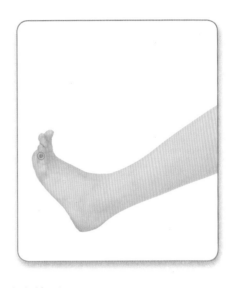

取穴技巧

单手扶住前脚掌，足小趾末节的外侧，距趾甲角 0.1 寸处即是。

⊛ 疏通方法

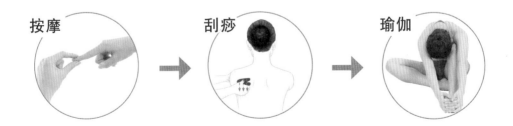

按摩

大拇指屈起，以指尖垂直下压掐按至阴穴，左右两侧每次各 1~3 分钟。

刮痧

持刮痧板以推刮法轻刮至阴穴 20 次，可适当涂抹润滑介质，以避免给皮肤造成损伤。

瑜伽

每日坚持修习瑜伽中的头膝式，调整并保持正确的呼吸，柔和地伸展身体。

足少阴肾经

足少阴肾经分布于人体第5趾、足底、下肢内侧后缘及胸腹部,左右循行各27个穴位,首穴为涌泉,末穴为俞府。其中有10个穴位在下肢内侧后缘,其余17个穴位则分布在胸腹部前正中线的两侧。

- **穴位数量:** 27个。
- **特效穴位:** 8个。
- **主掌脏腑:** 肾。
- **主治病症:** 妇科病,咽喉、肺、肾及经脉循行部位的其他病症。

经络健康自查

足少阴肾经主治的病症多与"肾"方面相关,当本经发生异常时,多会出现食欲不振、面色黧黑、心慌不安、喘息、嗜睡、阳痿、泄泻、腰痛、下肢及足心痛等症状。

- 与足少阴肾经相联系的器官有喉咙、舌,足少阴肾经属肾,络膀胱,在胸中与手厥阴心包经相接。

经络循行

足少阴肾经起始于足底涌泉穴,由足内踝向上沿下肢内侧后缘抵于尾骨端下的长强穴,贯脊柱络于膀胱,分支由肾向上过肝膈入肺,穿喉抵于舌根两旁;另旁系分支出丁肺络于心,流注于胸。

PM 5:00～7:00

血气于酉时流注于肾经。

经络穴位

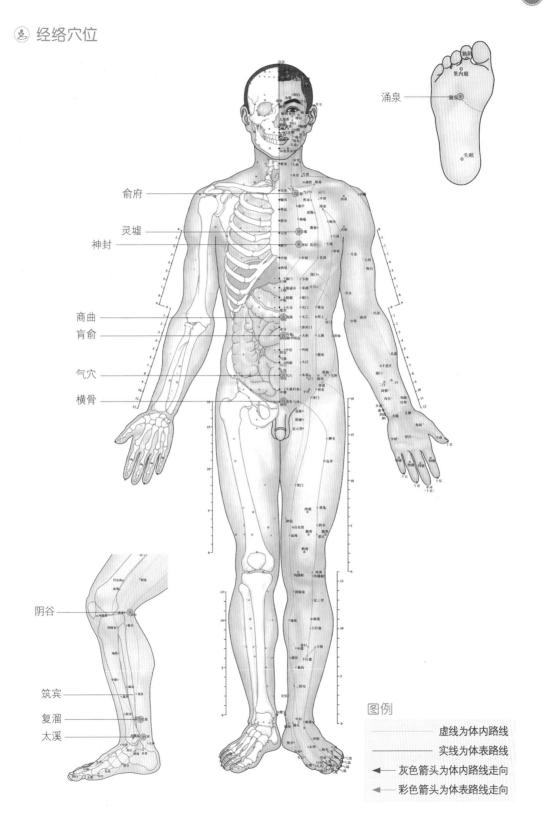

涌泉

俞府

灵墟

神封

商曲

肓俞

气穴

横骨

阴谷

筑宾

复溜

太溪

图例

⋯⋯⋯⋯⋯⋯⋯ 虚线为体内路线

——————— 实线为体表路线

◀—— 灰色箭头为体内路线走向

◀—— 彩色箭头为体表路线走向

涌泉穴

所属经络：足少阴肾经。

主治病症：头痛、目眩、咽喉肿痛、失眠、中暑、高血压等。

巧取穴位

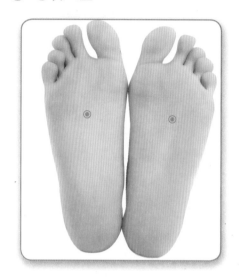

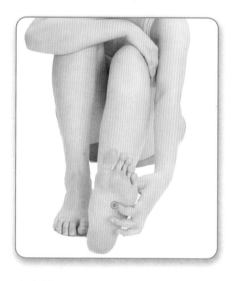

循经定位

足底抬起，足底部第2、第3趾蹼缘与足跟连线的前 1/3 与后 2/3 交点上即是。

取穴技巧

在足底部，屈足卷趾时足心最凹陷处。

疏通方法

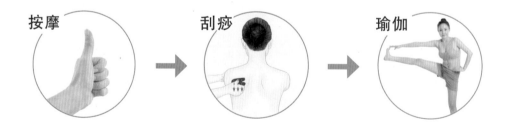

按摩

以大拇指指腹由下往上推按涌泉穴，每日早晚各1次，左右两侧每次各1~3分钟。

刮痧

持刮痧板以推刮法轻刮涌泉穴20次，可适当涂抹润滑介质，以避免给皮肤造成损伤。

瑜伽

每日坚持修习瑜伽中的手碰脚式，调整并保持正确的呼吸，柔和地伸展身体。

太溪穴

所属经络：足少阴肾经。

主治病症：头痛、耳鸣、失眠、月经不调、遗精、神经衰弱等。

巧取穴位

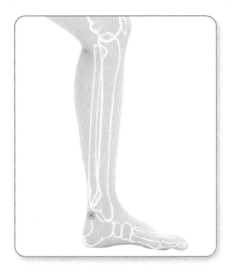

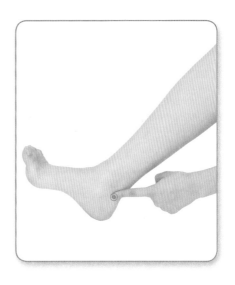

循经定位

位于足内侧，内踝后方，当内踝尖与跟腱之间的凹陷处。

取穴技巧

屈膝抬足，在足内侧，内踝后方，内踝尖与跟腱之间的凹陷处即是。

疏通方法

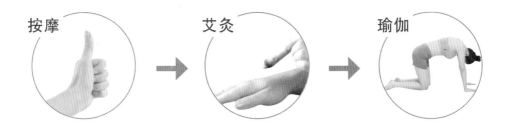

按摩　　　**艾灸**　　　**瑜伽**

　　以大拇指指腹由上往下刮太溪穴，每日早晚各 1 次，左右两侧每次各 1~3 分钟。

　　对准太溪穴施以艾条温和灸 15~20 分钟，每日 1 次，灸至皮肤稍泛红晕为止。

　　每日坚持修习瑜伽中的猫式，调整并保持正确的呼吸，柔和地伸展身体。

复溜穴

所属经络：足少阴肾经。

主治病症：腹胀、肠鸣、腰脊强痛、神经衰弱、手脚冰冷等。

🧘 巧取穴位

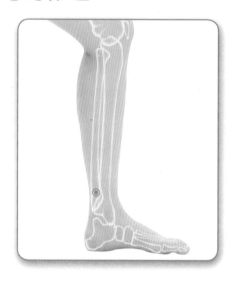

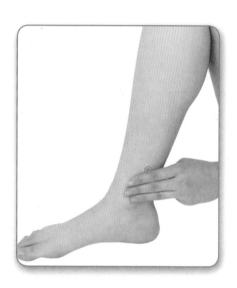

循经定位

位于小腿内侧，内踝尖上2寸，跟腱的前方，以正坐垂足或仰卧姿势取穴为宜。

取穴技巧

屈膝抬足，在小腿的里侧，脚内踝侧中央直上三指宽处，胫骨和跟腱之间。

🧘 疏通方法

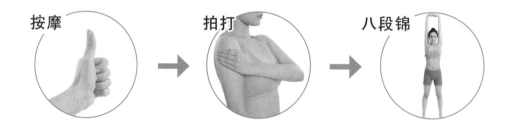

按摩   **拍打**   **八段锦**

以大拇指指腹由下往上推按复溜穴，每日早晚各1次，左右两侧每次各1~3分钟。

以掌拍法拍打复溜穴30次，注意轻重得当、有节奏，力度以个人感觉舒服为宜。

每日坚持修习八段锦，调整自然、柔和的呼吸，控制身体依次完成八组动作，可反复多次。

筑宾穴

所属经络：足少阴肾经。

主治病症：癫痫、精神分裂症、呕吐、小腿疼痛等。

巧取穴位

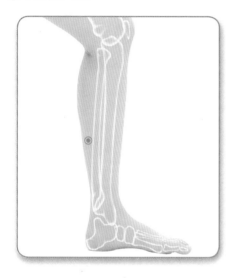

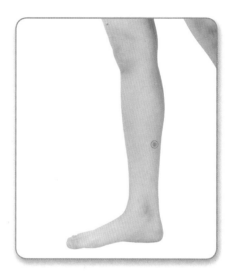

循经定位

位于小腿内侧，太溪穴直上 5 寸，比目鱼肌与跟腱之间。

取穴技巧

屈膝抬足，在小腿的内侧，内踝尖与肌腱水平连线中点，直上 5 寸，腓肠肌肌腹的内下方处即是。

疏通方法

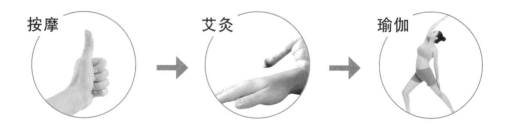

按摩

以大拇指指腹由下往上推按筑宾穴，每日早晚各 1 次，左右两侧每次各 1~3 分钟。

艾灸

对准筑宾穴施以艾条温和灸 15~20 分钟，每日 1 次，灸至皮肤稍泛红晕为止。

瑜伽

每日坚持修习瑜伽中的勇士变化式，调整并保持正确的呼吸，柔和地伸展身体。

横骨穴

所属经络： 足少阴肾经。

主治病症： 小腹疼痛、遗精、阳痿、小便不利等。

巧取穴位

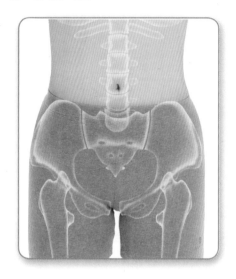

循经定位

位于下腹部，当脐中下 5 寸，前正中线旁开 0.5 寸，以仰卧姿势取穴为宜。

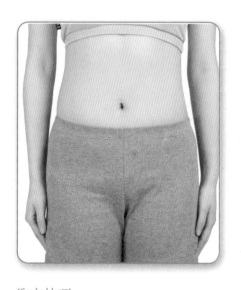

取穴技巧

将右手四指并拢按于腹部，拇指置于肚脐眼，则肚脐直下，再以右手小指下缘为起点向下一个拇指宽度的位置，左右各旁开 0.5 寸处即是。

疏通方法

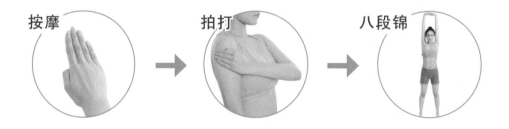

按摩

双手四指并拢，以指腹轻轻按揉横骨穴，每日早晚各 1 次，左右两侧每次各 1~3 分钟。

拍打

以掌拍法拍打横骨穴 30 次，注意轻重得当、有节奏，力度以个人感觉舒服为宜。

八段锦

每日坚持修习八段锦，调整自然、柔和的呼吸，控制身体依次完成八组动作，可反复多次。

气穴

所属经络：足少阴肾经。

主治病症：月经不调、阳痿、腰脊疼痛、痢疾等。

巧取穴位

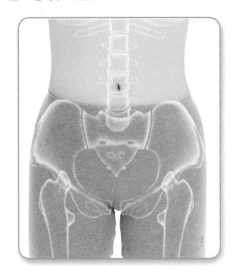

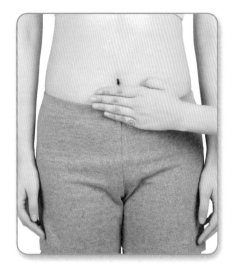

循经定位

于下腹部，当脐中下 3 寸，前正中线旁开 0.5 寸处，以正坐或仰卧姿势取穴为宜。

取穴技巧

单手拇指收起，其余四指并拢，按于腹部，食指紧贴肚脐，则肚脐直下，紧贴小指下缘的位置，左右各旁开 0.5 寸处即是。

疏通方法

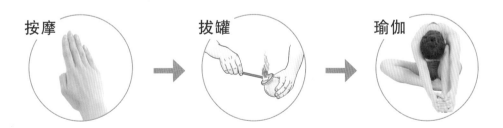

按摩

双手四指并拢，以指腹轻轻按揉气穴，每日早晚各 1 次，左右两侧每次各 1~3 分钟。

拔罐

身体仰卧位，以闪火法将罐具吸拔在穴位上，留罐 30 分钟。

瑜伽

每日坚持修习瑜伽中的头膝式，调整并保持正确的呼吸，柔和地伸展身体。

肓俞穴

所属经络：足少阴肾经。
主治病症：胃部痉挛、肠炎、腹胀、腹痛、泄泻、便秘等。

巧取穴位

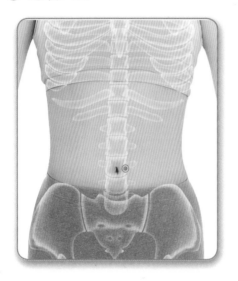

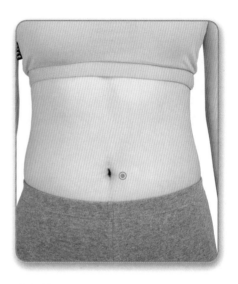

循经定位

位于中腹部，当脐中旁开0.5寸处，意指胞宫中的膏脂之物由此穴外输体表。

取穴技巧

采用正坐或仰卧位，在腹中部，肚脐两侧各旁开0.5寸处即是。

疏通方法

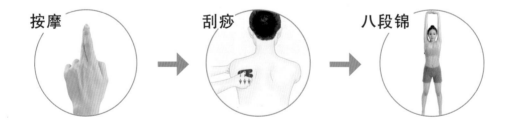

按摩 → **刮痧** → **八段锦**

深吸气，使腹部下陷，以双手中指指尖稍用力揉按肓俞穴，每日早晚各1次，左右两侧每次各1~3分钟。

持刮痧板以推刮法轻刮肓俞穴30次，可适当涂抹润滑介质，以避免给皮肤造成损伤。

每日坚持修习八段锦，调整自然、柔和的呼吸，控制身体依次完成八组动作，可反复多次。

神封穴

所属经络： 足少阴肾经。

主治病症： 咳嗽、气喘、胸胁胀满、呕吐、乳痈等。

巧取穴位

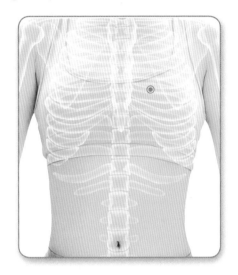

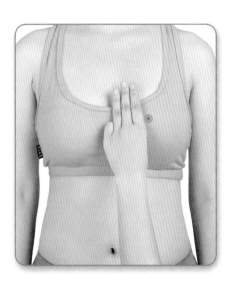

循经定位

位于胸部，当第4肋间隙，前正中线旁开2寸处，肾经经气由此处散热冷缩。

取穴技巧

食、中、无名指三指并拢按于胸前，无名指贴住体前正中线，则两乳头间连线与食指外侧的交点处即是。

疏通方法

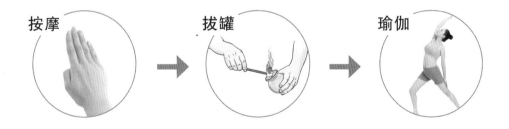

按摩

双手四指并拢，以指腹轻轻按压神封穴，一按一收，持续1~3分钟。

拔罐

身体仰卧位，以闪火法将罐具吸拔在穴位上，留罐30分钟。

瑜伽

每日坚持修习瑜伽中的勇士变化式，调整并保持正确的呼吸，柔和地伸展身体。

手厥阴心包经

手厥阴心包经分布于人体胸胁、上肢内侧中部、手掌及中指,左右循行各9个穴位,首穴为天池,末穴为中冲。其中有1个穴位在胸前,其余8个穴位则分布在上肢内侧中部及手部。

- **穴位数量**:9个。
- **特效穴位**:4个。
- **主掌脏腑**:心包。
- **主治病症**:心血管系统、胸、胃病症,神志病及经脉循行部位的其他病症。

经络健康自查

手厥阴心包经主治的病症多与"脉"方面相关,当本经发生异常时,多会出现心悸、心痛、胃痛、呕吐、癫狂、掌心热、心胸烦闷、前臂及肘部疼痛等症状。

> ● 与手厥阴心包经相联系的脏腑有心包、膈、三焦,手厥阴心包经属心包,络三焦,在无名指端与手少阳三焦经相接。

经络循行

手厥阴心包经起始于胸腔,浅出属于心包,通过膈肌,经历胸部和腹部,联络上、中、下三焦,分支出于胸过于胁肋,经腋下沿上肢内侧中线至掌中,抵中指指端,掌中另出分支抵至无名指指端。

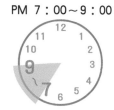

PM 7:00～9:00

血气于戌时流注于心包经。

经络穴位

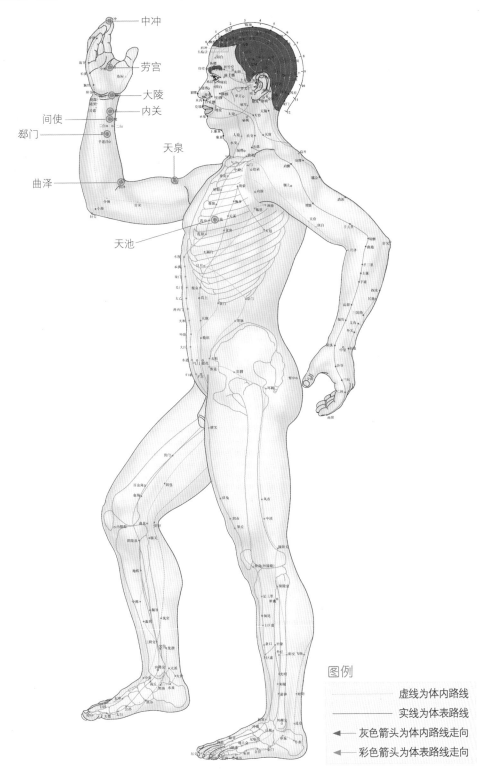

中冲

劳宫

大陵

内关

间使

郄门

天泉

曲泽

天池

图例

虚线为体内路线

实线为体表路线

灰色箭头为体内路线走向

彩色箭头为体表路线走向

曲泽穴

所属经络：手厥阴心包经。

主治病症：心悸、中暑、胃痛、肘臂疼痛等。

巧取穴位

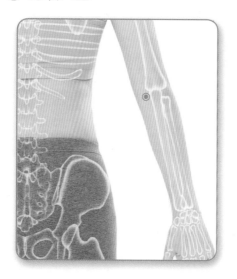

循经定位

位于肘横纹上，当肱二头肌肌腱的尺侧缘凹陷中，以正坐或仰卧姿势取穴为宜。

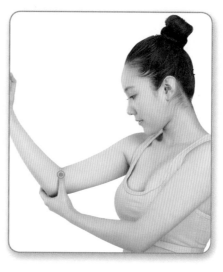

取穴技巧

抬臂屈肘，肘弯处有显著的大筋突起，大筋内侧肘横纹上的凹陷处即是。

疏通方法

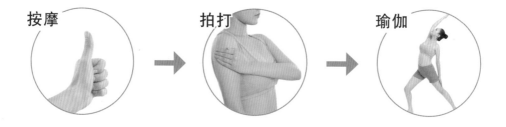

按摩

以大拇指指尖垂直按压曲泽穴，有酸、胀、痛的感觉。每日早晚各1次，左右两侧每次各1~3分钟。

拍打

以掌拍法拍打曲泽穴30次，注意轻重得当、有节奏，力度以个人感觉舒服为宜。

瑜伽

每日坚持修习瑜伽中的勇士变化式，调整并保持正确的呼吸，柔和地伸展身体。

内关穴

所属经络： 手厥阴心包经。

主治病症： 头痛、肘臂疼痛、胸肋疼痛、腹泻、晕车、失眠、痛经等。

巧取穴位

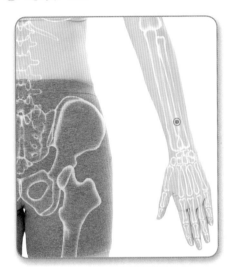

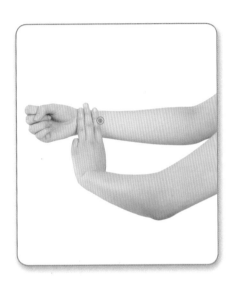

循经定位

在前臂掌侧，腕掌侧远端横纹上 2 寸，掌长肌腱与桡侧腕屈肌腱之间。

取穴技巧

食、中、无名指三指并拢，按于前臂掌侧，无名指贴于腕横纹，则由腕横纹中点向上，与食指外侧相交的位置即是。

疏通方法

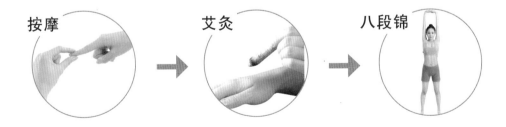

按摩 ➡ **艾灸** ➡ **八段锦**

以单手拇指的指尖垂直掐按内关穴，每日早晚各 1 次，左右两侧每次各 1~3 分钟。

对准内关穴施以艾条温和灸 15~20 分钟，每日 1 次，灸至皮肤稍泛红晕为止。

每日坚持修习八段锦，调整自然、柔和的呼吸，控制身体依次完成八组动作，可反复多次。

大陵穴

所属经络：手厥阴心包经。

主治病症：头痛、胃痛、心悸、失眠、手腕麻痛等。

巧取穴位

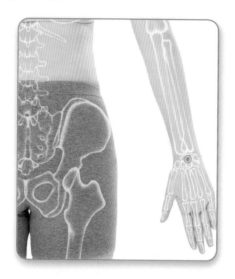

循经定位

在腕掌侧远端横纹的中点处，当掌长肌腱与桡侧腕屈肌腱之间。

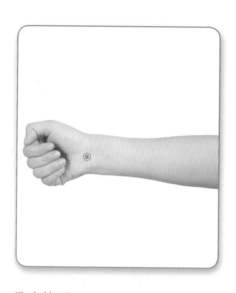

取穴技巧

抬臂翻掌握拳，拳心向上，腕掌横纹的中点处即是。

疏通方法

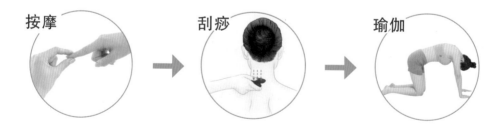

按摩 → **刮痧** → **瑜伽**

以单手拇指指尖垂直掐按大陵穴，有刺痛的感觉。每日早晚各1次，左右两侧每次各1~3分钟。

持刮痧板以面刮法轻刮大陵穴20次，可适当涂抹润滑介质，以避免给皮肤造成损伤。

每日坚持修习瑜伽中的猫式，调整并保持正确的呼吸，柔和地伸展身体。

劳宫穴

所属经络： 手厥阴心包经。

主治病症： 中风昏迷、中暑、心痛、手指麻木等。

巧取穴位

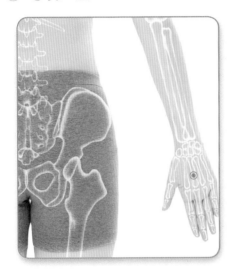

循经定位

在手掌区，当第2、第3掌骨之间偏于第3掌骨，横平第3掌指关节近端。

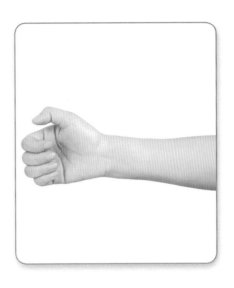

取穴技巧

抬臂翻掌，掌心向上，握拳屈指时中指指尖所对应的掌心位置即是。

疏通方法

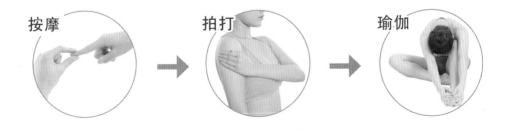

按摩

以单手拇指指尖垂直掐按劳宫穴，每日早晚各1次，左右两侧每次各1~3分钟。

拍打

以掌拍法拍打劳宫穴30次，注意轻重得当、有节奏，力度以个人感觉舒服为宜。

瑜伽

每日坚持修习瑜伽中的头膝式，调整并保持正确的呼吸，柔和地伸展身体。

元气输送生命线

手少阳三焦经

手少阳三焦经分布于人体无名指、上肢外侧中部、肩颈及头面部,左右循行各 23 个穴位,首穴为关冲,末穴为丝竹空。其中有 13 个穴位在上肢的外侧,其余 10 个穴位则分布在侧头、颈和肩部。

- **穴位数量:** 23 个。
- **特效穴位:** 10 个。
- **主掌脏腑:** 三焦。
- **主治病症:** 头面、眼耳、咽喉、胸、肩臂病症,热病及经脉循行部位的其他病症。

ⓧ 经络健康自查

手少阳三焦经主治的病症多与"气"方面相关,当本经发生异常时,多会出现偏头痛、耳聋、耳鸣、咽喉肿痛、上肢外侧疼痛、水肿、小便不利、热病等症状。

● 与手少阳三焦经相联系的器官有耳、目,手少阳三焦经属三焦,络心包,在目外眦与足少阳胆经相接。

经络循行 •

手少阳三焦经起始于无名指末端的关冲穴,上行小指与无名指之间,沿手背出于前臂伸侧两骨之间,向上通过肘尖,沿上臂外侧,再向上通过肩部,进入缺盆穴,分布于胸中;分支由胸向上,经锁骨、颈侧抵于耳后,一支绕耳上循面颊抵眶下部,另一支穿耳斜上行至目外眦。

PM 9:00~11:00

血气于亥时流注于三焦经。

经络穴位

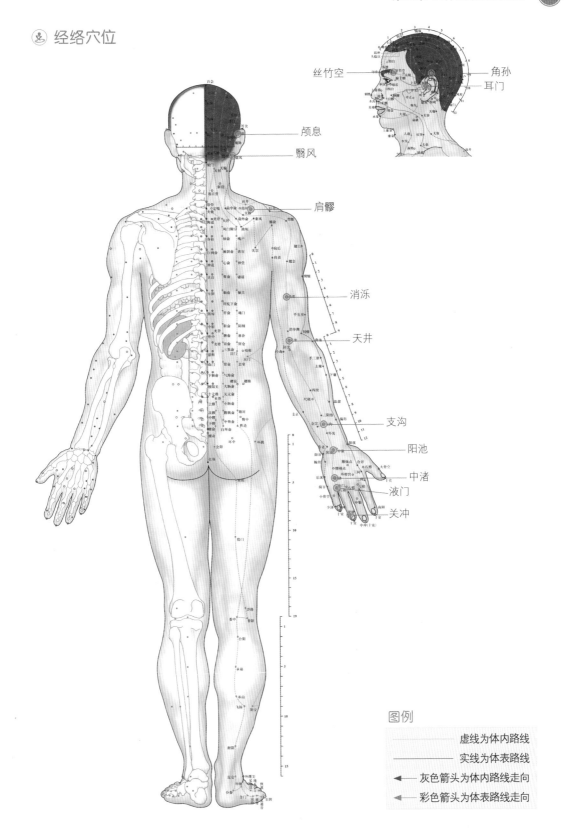

丝竹空
角孙
耳门

颅息
翳风

肩髎

消泺

天井

支沟

阳池

中渚

液门

关冲

图例

━━━━ 虚线为体内路线
━━━━ 实线为体表路线
◀━━━ 灰色箭头为体内路线走向
◀━━━ 彩色箭头为体表路线走向

关冲穴

所属经络： 手少阳三焦经。

主治病症： 头痛、咽喉肿痛、肘臂疼痛、热病、中暑等。

巧取穴位

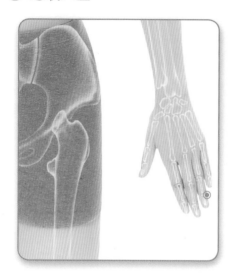

循经定位

位于手第4指末节尺侧，指甲根角侧上方0.1寸处，为急救穴位之一。

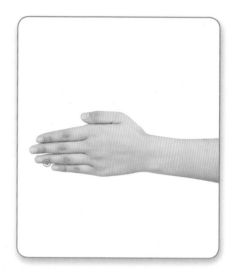

取穴技巧

在手无名指末节的尺侧，距指甲根角0.1寸处即是。

疏通方法

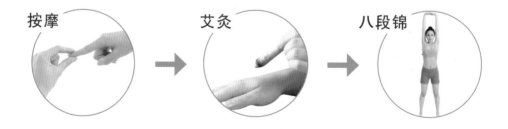

按摩

屈起大拇指，以指甲尖掐按无名指指甲旁的关冲穴。每日早晚各1次，左右两侧每次各1~3分钟。

艾灸

对准关冲穴施以艾条温和灸15~20分钟，每日1次，灸至皮肤稍泛红晕为止。

八段锦

每日坚持修习八段锦，调整自然、柔和的呼吸，控制身体依次完成八组动作，可反复多次。

液门穴

所属经络：手少阳三焦经。

主治病症：头痛、目眩、咽喉肿痛、龋齿、手指肿痛等。

巧取穴位

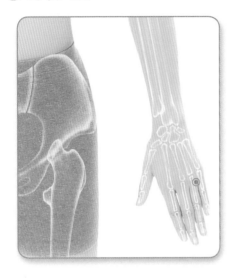

循经定位

位于手背部，当第4、第5指间，指蹼缘上方赤白肉际凹陷处。

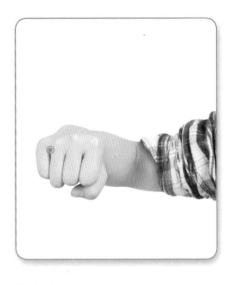

取穴技巧

在手背部，俯掌握拳时，当第4、第5指间，指蹼缘上方赤白肉际凹陷处即是。

疏通方法

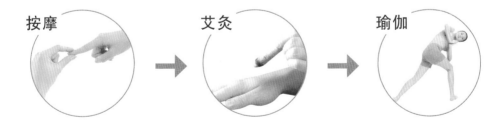

按摩　　　　**艾灸**　　　　**瑜伽**

以拇指指尖或指甲尖垂直掐按液门穴，每日早晚各1次，左右两侧每次各1~3分钟。

对准液门穴施以艾条温和灸15~20分钟，每日1次，灸至皮肤稍泛红晕为止。

每日坚持修习瑜伽中的拜月式，调整并保持正确的呼吸，柔和地伸展身体。

中渚穴

所属经络：手少阳三焦经。

主治病症：头痛、头晕、肘臂肩背疼痛、落枕、失眠等。

巧取穴位

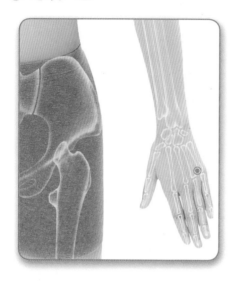

循经定位

在手背部，第4、第5掌骨间，第4掌指关节近端凹陷中。

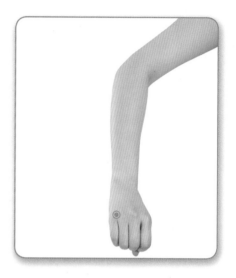

取穴技巧

微握拳，小指与无名指的指根间后方的手背凹陷处即是。

疏通方法

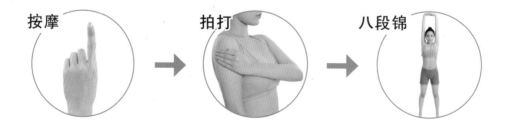

按摩

以单手食指的侧边垂直揉按中渚穴，有酸、胀、痛的感觉。每日早晚各1次，左右两侧每次各1~3分钟。

拍打

以掌拍法拍打中渚穴30次，注意轻重得当、有节奏，力度以个人感觉舒服为宜。

八段锦

每日坚持修习八段锦，调整自然、柔和的呼吸，控制身体依次完成八组动作，可反复多次。

阳池穴

所属经络：手少阳三焦经。

主治病症：耳鸣、眼睛红肿、腕关节及周围软组织风湿症、肩臂疼痛等。

巧取穴位

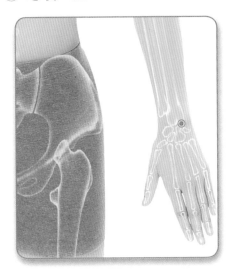

循经定位

位于腕背侧远端横纹上，当指伸肌腱的尺侧缘凹陷处。

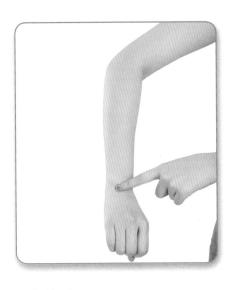

取穴技巧

抬臂翻掌，掌心向下，在手腕腕背横纹上，在中指和无名指掌骨间向上至腕背侧横纹处的凹陷中。

疏通方法

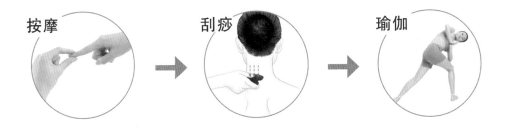

按摩　　　　**刮痧**　　　　**瑜伽**

屈起大拇指，以指尖垂直揉按阳池穴，每日早晚各1次，左右两侧每次各1~3分钟。

持刮痧板以面刮法轻刮阳池穴20次，可适当涂抹润滑介质，以避免给皮肤造成损伤。

每日坚持修习瑜伽中的拜月式，调整并保持正确的呼吸，柔和地伸展身体。

支沟穴

所属经络：手少阳三焦经。

主治病症：耳鸣、肩臂疼痛、肋间神经痛、便秘、落枕等。

巧取穴位

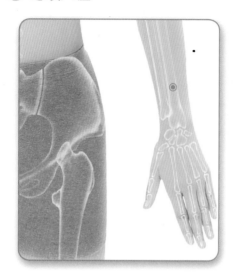

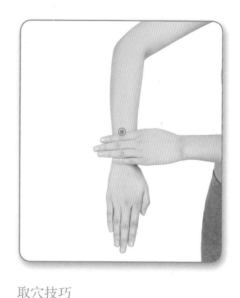

循经定位

在前臂背侧，腕背侧远端横纹上3寸，尺骨与桡骨间隙中点。

取穴技巧

抬臂翻掌，掌心向下，另一侧四指并拢按于前臂腕部，小指贴住腕背横纹，则食指外侧与尺骨和桡骨两骨之间交点处即是。

疏通方法

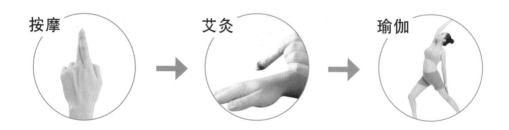

按摩 → **艾灸** → **瑜伽**

以中指指尖垂直揉按支沟穴，有酸、痛的感觉。每日早晚各1次，左右两侧每次各1~3分钟。

对准支沟穴施以艾条温和灸15~20分钟，每日1次，灸至皮肤稍泛红晕为止。

每日坚持修习瑜伽中的勇士变化式，调整并保持正确的呼吸，柔和地伸展身体。

天井穴

所属经络：手少阳三焦经。

主治病症：偏头痛、颈痛、肩背疼痛、扁桃体炎等。

⊛ 巧取穴位

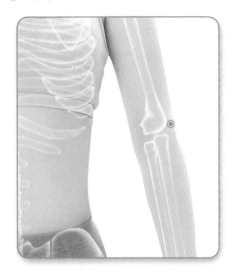

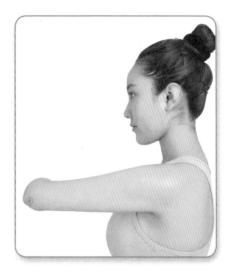

循经定位

在肘后区，肘尖上1寸凹陷中，屈肘90°时，当鹰嘴窝凹陷处取穴。

取穴技巧

在手臂的外侧，屈肘90°时，当肘尖直上1寸的凹陷处即是。

⊛ 疏通方法

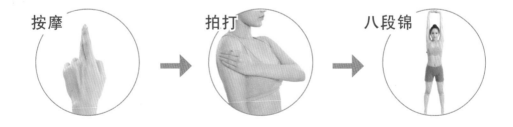

按摩

拍打

八段锦

以中指指尖垂直按压天井穴，每日早晚各1次，左右两侧每次各1~3分钟。

以掌拍法拍打天井穴30次，注意轻重得当、有节奏，力度以个人感觉舒服为宜。

每日坚持修习八段锦，调整自然、柔和的呼吸，控制身体依次完成八组动作，可反复多次。

颅息穴

所属经络：手少阳三焦经。

主治病症：头痛、耳鸣、中耳炎、小儿惊风等。

巧取穴位

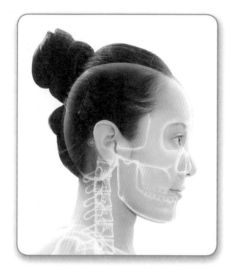

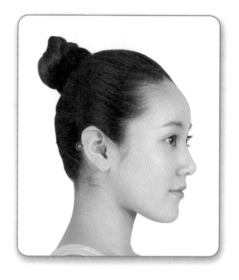

循经定位

在头部，角孙与翳风沿耳轮弧形连线的上 1/3 与下 2/3 的交点处。

取穴技巧

当角孙（P129）与翳风（头偏向一侧，耳垂下压，耳垂下凹陷中即是）沿耳轮弧形连线的上 1/3 与下 2/3 的交点处即是。

疏通方法

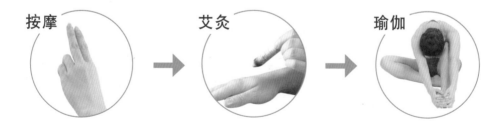

按摩

将食指、中指并拢伸直，以指尖轻轻顺时针按揉颅息穴，每日早晚各 1 次，左右两侧每次各 1~3 分钟。

艾灸

对准颅息穴施以艾条温和灸 10~20 分钟，隔日 1 次，灸至皮肤稍泛红晕为止。

瑜伽

每日坚持修习瑜伽中的头膝式，调整并保持正确的呼吸，柔和地伸展身体。

角孙穴

所属经络：手少阳三焦经。

主治病症：牙龈肿痛、偏头痛、口腔炎、唇燥等。

巧取穴位

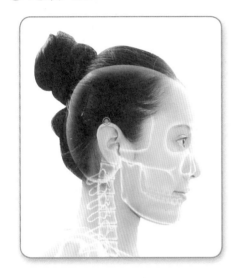

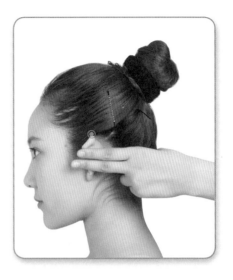

循经定位
位于头部，当耳尖正对发际处，同时以发际凹陷处为基准配合寻找。

取穴技巧
在头部，将耳郭由后向前折耳，则耳尖正对发际处即是。

疏通方法

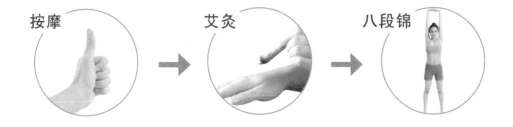

按摩　　　　　　艾灸　　　　　　八段锦

以大拇指指腹揉按角孙穴，有胀痛的感觉。每日早晚各1次，左右两侧每次各1~3分钟。

对准角孙穴施以艾条温和灸15~20分钟，隔日1次，灸至皮肤稍泛红晕为止。

每日坚持修习八段锦，调整自然、柔和的呼吸，控制身体依次完成八组动作，可反复多次。

耳门穴

所属经络：手少阳三焦经。

主治病症：牙痛、耳鸣、耳聋等。

巧取穴位

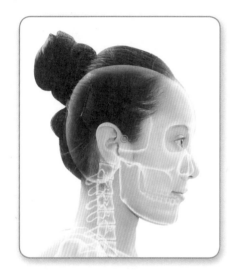

循经定位

在面部，当耳屏上切迹与下颌骨髁突之间的凹陷处。

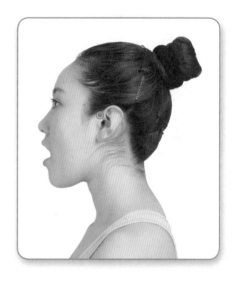

取穴技巧

在头部侧面，耳屏上方稍前的凹陷中，张口时凹陷处即是。

疏通方法

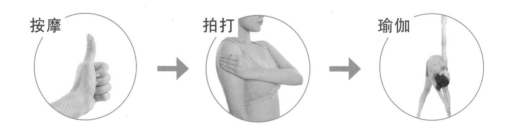

按摩

以大拇指指尖垂直揉按耳门穴，有胀痛的感觉。每日早晚各1次，左右两侧每次各1~3分钟。

拍打

以掌拍法拍打耳门穴30次，注意轻重得当、有节奏，力度以个人感觉舒服为宜。

瑜伽

每日坚持修习瑜伽中的侧三角扭转式，调整并保持正确的呼吸，柔和地伸展身体。

丝竹空穴

所属经络: 手少阳三焦经。

主治病症: 头痛、头晕、目眩、视物不明、眼睑跳动等。

巧取穴位

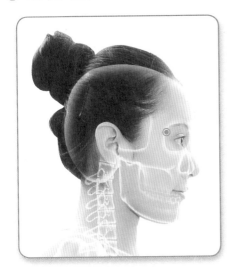

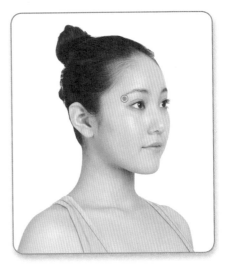

循经定位

位于面部,当眉梢凹陷处,意指穴外天部的寒湿水气由此处汇入三焦经后冷降归地。

取穴技巧

正坐抬头,目视前方,丝竹空穴处在面部,两边眉毛外端的凹陷处即是。

疏通方法

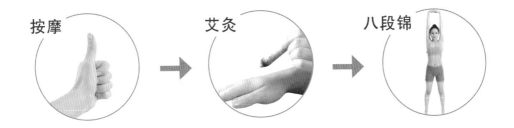

按摩

以大拇指指腹向内揉按丝竹空穴,每日早晚各1次,左右两侧每次各1~3分钟。

艾灸

对准丝竹空穴施以艾条温和灸10~15分钟,隔日1次,灸至皮肤稍泛红晕为止。

八段锦

每日坚持修习八段锦,调整自然、柔和的呼吸,控制身体依次完成八组动作,可反复多次。

中精之府好管家

足少阳胆经

足少阳胆经分布于人体头侧面、胸腹侧面、下肢外侧中部及第四趾,左右循行各44个穴位,首穴为瞳子髎,末穴为足窍阴。其中有15个穴位在外侧面,8个穴位在髋部、胸腹侧部,其余21个穴位则分布在头面、项及肩部。

- **穴位数量**:44个。
- **特效穴位**:8个。
- **主掌脏腑**:胆。
- **主治病症**:侧头部、眼、耳、咽喉、肝胆病症,神志病、热病及经脉循行部位的其他病症。

经络健康自查

足少阳胆经主治的病症多与"骨"方面相关,当本经发生异常时,多会出现偏头痛、耳鸣、牙痛、口苦、面颊灰暗、常叹气、胸胁疼痛、关节酸痛等症状。

● 与足少阳胆经相联系的脏腑有目、耳,足少阳胆经属胆,络肝,在足大趾甲后与足厥阴肝经相接。

经络循行

足少阳胆经起始于外眼角,沿人体耳、头、颈及肢体两侧向下,经足外踝抵于足部第4趾外侧的足窍阴穴。

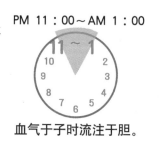

PM 11:00~AM 1:00

血气于子时流注于胆。

🧘 经络穴位

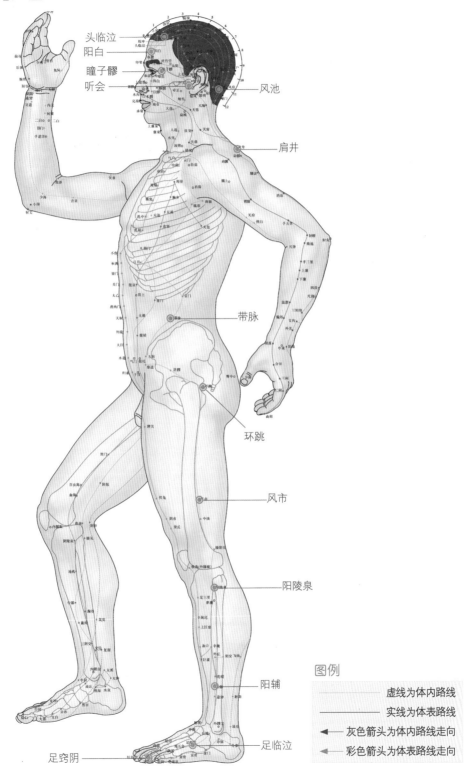

图例

瞳子髎穴

所属经络：足少阳胆经。

主治病症：角膜炎、屈光不正、头痛、三叉神经痛等。

巧取穴位

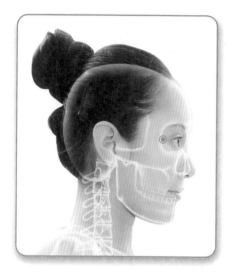

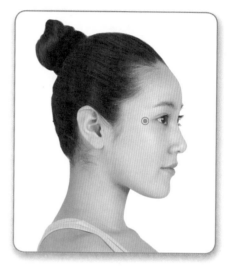

循经定位

位于面部,目外眦外侧缘 0.5 寸凹陷处,以正坐或仰卧姿势取穴为宜。

取穴技巧

在面部,左右两眼外眼角外侧 0.5 寸凹陷处即是。

疏通方法

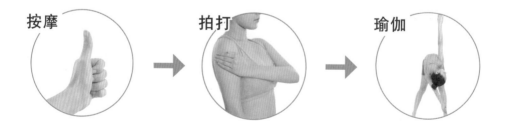

按摩

以拇指指尖垂直揉按瞳子髎穴,有酸、胀、痛的感觉。每日早晚各 1 次,左右两侧每次各 1~3 分钟。

拍打

单手四指并拢,以掌拍法拍打瞳子髎穴 20 下,注意轻重得当、有节奏,力度以个人感觉舒服为宜。

瑜伽

每日坚持修习瑜伽中的侧三角扭转式,调整并保持正确的呼吸,柔和地伸展身体。

风池穴

所属经络：足少阳胆经。

主治病症：头痛、感冒、咽喉肿痛、颈项强痛、鼻炎等。

巧取穴位

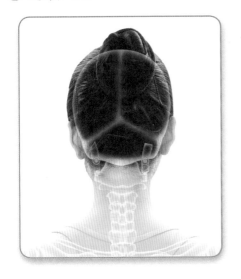

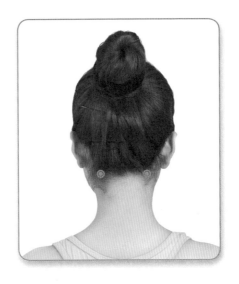

循经定位

在项后部，当枕骨之下，与风府相平，胸锁乳突肌与斜方肌上端之间的凹陷处。

取穴技巧

在后颈部，后头骨下端，两条大筋外缘陷窝中，约与耳垂齐平的位置即是。

疏通方法

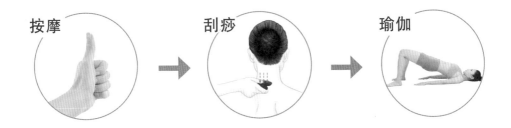

按摩

以大拇指指腹由下往上揉按风池穴，有酸、胀、痛感，每日早晚各1次，左右两侧每次各1~3分钟。

刮痧

持刮痧板以面刮法轻刮风池穴30次左右，可适当涂抹润滑介质，以避免给皮肤造成损伤。

瑜伽

每日坚持修习瑜伽中的桥式，调整并保持正确的呼吸，柔和地伸展身体。

肩井穴

所属经络：足少阳胆经。

主治病症：肩背痹痛、颈项强痛、乳腺炎、神经衰弱等。

⊚ 巧取穴位

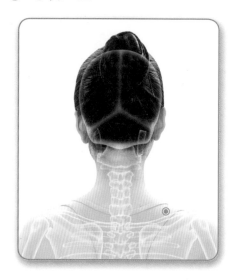

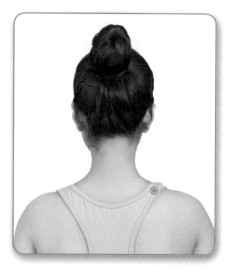

循经定位

位于肩胛区，前直乳中，当大椎与肩峰最外侧点连线的中点上。

取穴技巧

在肩部，乳头正上方与肩线交接处即是。

⊚ 疏通方法

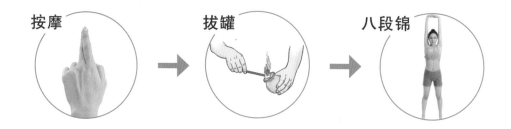

按摩

以中指指腹向下揉按肩井穴，有特殊酸麻、胀痛的感觉。每日早晚各1次，左右两侧每次各1~3分钟。

拔罐

身体坐位，以闪火法将罐具吸拔在穴位上，留罐30分钟。

八段锦

每日坚持修习八段锦，调整自然、柔和的呼吸，控制身体依次完成八组动作，可反复多次。

环跳穴

所属经络：足少阳胆经。

主治病症：腰背疼痛、腿痛、坐骨神经痛等。

巧取穴位

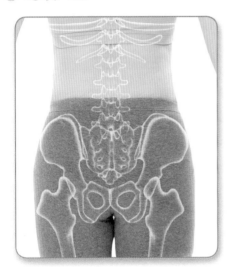

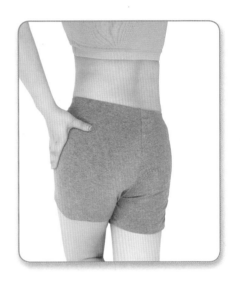

循经定位

在股外侧部,当股骨大转子最凸点与骶管裂孔连线的外 1/3 与内 2/3 交点处。

取穴技巧

侧卧,伸下腿,上腿屈髋屈膝取穴,拇指横纹按在股骨大转子最高点,拇指指向脊柱,指尖所在凹陷处即是。

疏通方法

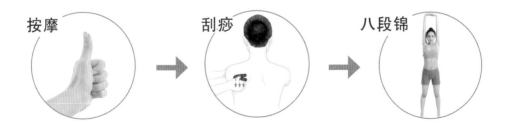

按摩

刮痧

八段锦

以大拇指指腹稍稍用力按压环跳穴,左右两侧每次各 3~5 分钟。

持刮痧板以推刮法轻刮环跳穴 60 次,可适当涂抹润滑介质,以避免给皮肤造成损伤。

每日坚持修习八段锦,调整自然、柔和的呼吸,控制身体依次完成八组动作,可反复多次。

风市穴

所属经络： 足少阳胆经。

主治病症： 脚痛、腿膝酸痛、脚气等。

巧取穴位

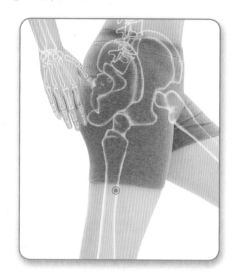

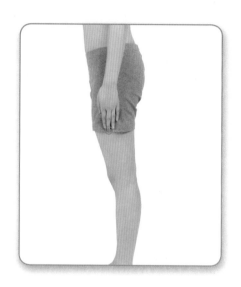

循经定位

位于大腿外侧的中线上，当腘横纹上 7 寸，意指此穴易成为风邪集结之处。

取穴技巧

在大腿外侧的中线上，保持身体直立，双手在体侧自然下垂，中指指尖所对的位置即是。

疏通方法

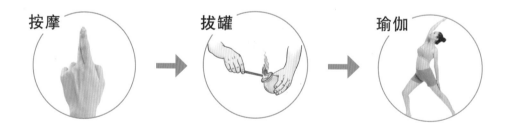

按摩

以中指指腹垂直按压风市穴，有酸、胀、麻的感觉，左右两侧每次各 1~3 分钟。

拔罐

身体侧卧位，以闪火法将罐具吸拔在穴位上，留罐 30 分钟。

瑜伽

每日坚持修习瑜伽中的勇士变化式，调整并保持正确的呼吸，柔和地伸展身体。

阳陵泉穴

所属经络： 足少阳胆经。

主治病症： 呕吐、抽筋、下肢痿痹、膝关节痛、脚气等。

巧取穴位

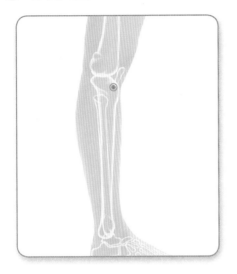

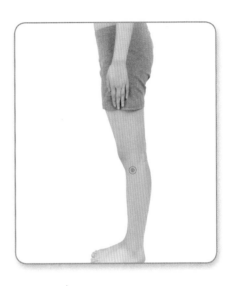

循经定位
位于小腿外侧，当腓骨头前下方的凹陷处，为足少阳胆经的合穴，八会穴之筋会。

取穴技巧
在膝盖的斜下方，小腿外侧的腓骨小头稍前的凹陷中即是。

疏通方法

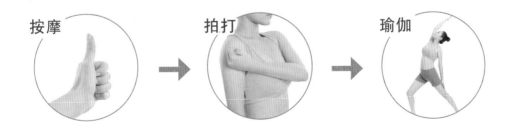

按摩

拍打

瑜伽

以大拇指指腹垂直揉按阳陵泉穴，有酸、胀、痛的感觉，左右两侧每次各 1~3 分钟。

以拳拍法拍打阳陵泉穴 30 次，注意轻重得当、有节奏，力度以个人感觉舒服为宜。

每日坚持修习瑜伽中的勇士变化式，调整并保持正确的呼吸，柔和地伸展身体。

阳辅穴

所属经络：足少阳胆经。

主治病症：偏头痛、下肢痿痹、高血压、肾功能不佳等。

巧取穴位

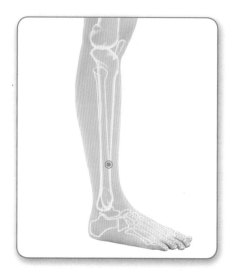

循经定位

位于小腿外侧，当外踝尖上 4 寸，趾长伸肌与腓骨短肌之间。

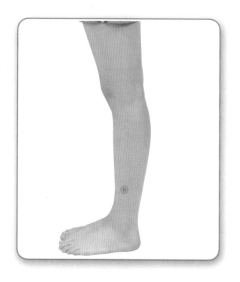

取穴技巧

在小腿的外侧，外踝尖上 4 寸，腓骨前缘稍前方即是。

疏通方法

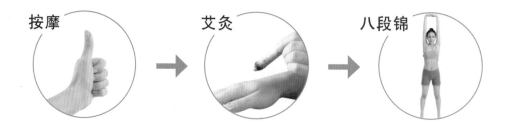

按摩

以大拇指指腹揉按阳辅穴，有酸、胀、痛的感觉，左右两侧每次各 1~3 分钟。

艾灸

对准阳辅穴施以艾条温和灸 10~15 分钟，隔日 1 次，灸至皮肤稍泛红晕为止。

八段锦

每日坚持修习八段锦，调整自然、柔和的呼吸，控制身体依次完成八组动作，可反复多次。

足临泣穴

所属经络: 足少阳胆经。

主治病症: 头痛、目眩、胁肋疼痛、腰痛、乳腺增生等。

巧取穴位

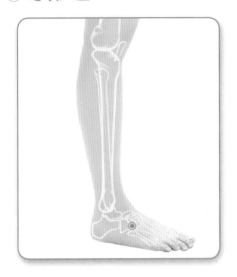

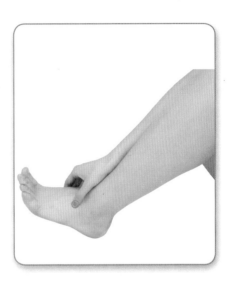

循经定位

在足背外侧,第4、第5跖骨底结合部的前方,第5趾长伸肌腱的外侧凹陷处。

取穴技巧

在足背的外侧,小趾向上翘起,小趾长伸肌腱的外侧凹陷处即是。

疏通方法

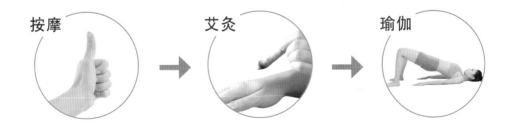

按摩

以大拇指指腹揉按足临泣穴,有酸、胀、痛的感觉,左右两侧每次各1~3分钟。

艾灸

对准足临泣穴施以艾条温和灸10~15分钟,隔日1次,灸至皮肤稍泛红晕为止。

瑜伽

每日坚持修习瑜伽中的桥式,调整并保持正确的呼吸,柔和地伸展身体。

足厥阴肝经

足厥阴肝经分布于人体足大趾、下肢内侧、胸腹部、颈部、头面及头顶,左右循行各 14 个穴位,首穴为大敦,末穴为期门。其中有 12 个穴位在足部及下肢内侧,其余 2 个穴位则分布在腹部和胸部。

- **穴位数量**:14 个。
- **特效穴位**:6 个。
- **主掌脏腑**:肝。
- **主治病症**:胸、肝胆病症,妇科病、神志病、热病及经脉循行部位的其他病症。

经络健康自查

足厥阴肝经主治的病症多与"肝"方面相关,当本经发生异常时,多会出现肝胆疾病、月经不调、痛经、遗精、胸闷、腰痛、面颊晦暗无光等症状。

● 与足厥阴肝经相联系的脏腑有阴器、胃、肺,足厥阴肝经属肝,络胆,在肺中与手太阴肺经相接。

 经络循行 ▪

足厥阴肝经起始于足大拇趾内侧趾甲边缘,经足内踝、下肢内侧向上,绕阴器过小腹,触胃属肝络胆,上行抵于肋骨边缘。

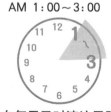

AM 1:00~3:00

血气于丑时流注于肝。

经络穴位

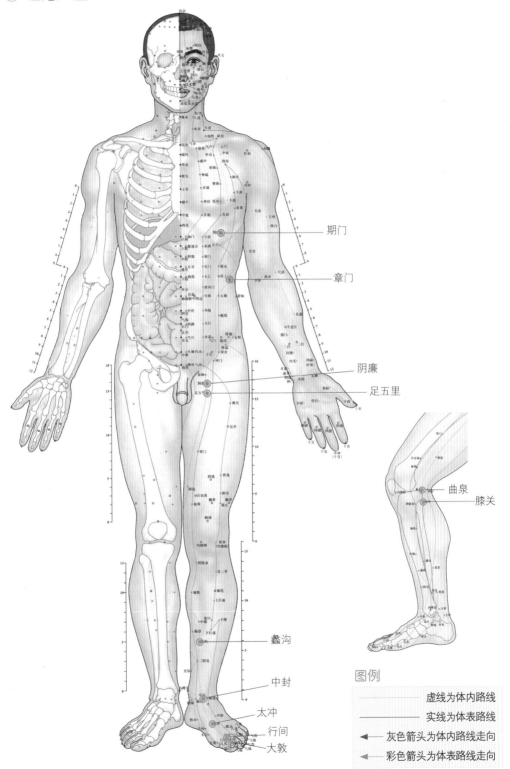

期门

章门

阴廉

足五里

曲泉

膝关

蠡沟

中封

太冲

行间

大敦

图例

⋯⋯⋯	虚线为体内路线
——	实线为体表路线
◄—	灰色箭头为体内路线走向
◄—	彩色箭头为体表路线走向

大敦穴 ！

所属经络：足厥阴肝经。

主治病症：疝气、月经不调、遗尿、癫狂、小腹疼痛等。

巧取穴位

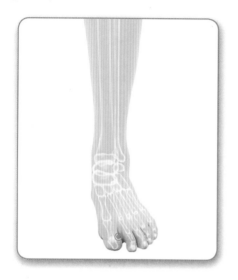

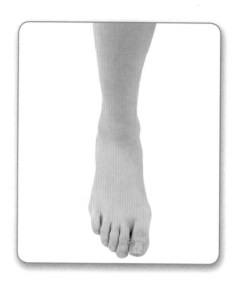

循经定位

位于足大趾末节的外侧，距趾甲根角侧后方 0.1 寸处，以正坐或仰卧姿势取穴为宜。

取穴技巧

在足部，大拇趾靠第 2 趾一侧的甲根角边缘约 0.1 寸处即是。

疏通方法

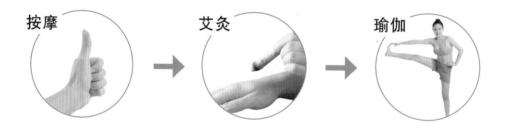

按摩

以大拇指指腹揉按大敦穴，有酸、胀、痛的感觉，左右两侧每次各 1~3 分钟。

艾灸

对准大敦穴施以艾条温和灸 15~20 分钟，每日 1 次，灸至皮肤稍泛红晕为止。

瑜伽

每日坚持修习瑜伽中的手碰脚式，调整并保持正确的呼吸，柔和地伸展身体。

太冲穴

所属经络：足厥阴肝经。

主治病症：头痛、眩晕、高血压、失眠、月经不调等。

巧取穴位

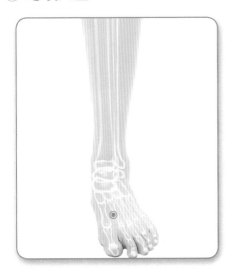

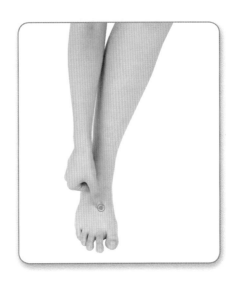

循经定位

位于足背侧，第1、第2跖骨间结合部前方凹陷处，或触及动脉搏动处。

取穴技巧

在足背侧，将手指沿第1、第2趾的夹缝向上推移至底部凹陷处即是，可触及动脉搏动。

疏通方法

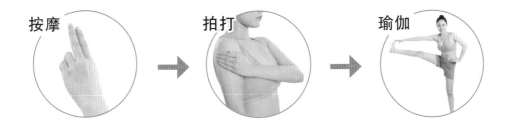

按摩　　　　**拍打**　　　　**瑜伽**

将食指、中指并拢伸直，以指尖垂直由下往上揉按太冲穴，左右两侧每次各1~3分钟。

以掌拍法拍打脚面30次，注意轻重得当，有节奏，力度以个人感觉舒服为宜。

每日坚持修习瑜伽中的手碰脚式，调整并保持正确的呼吸，柔和地伸展身体。

曲泉穴

所属经络：足厥阴肝经。

主治病症：月经不调、痛经、遗精、阳痿、膝股疼痛等。

巧取穴位

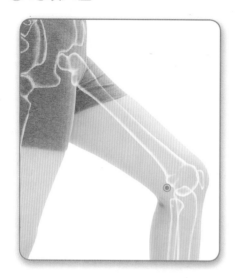

循经定位

在膝内侧，屈膝膝关节内侧面横纹内侧端，股骨内侧髁的后缘，半腱肌肌腱内缘凹陷处。

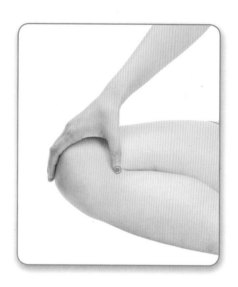

取穴技巧

在膝内侧，屈膝时膝关节内侧面横纹内侧端凹陷处即是。

疏通方法

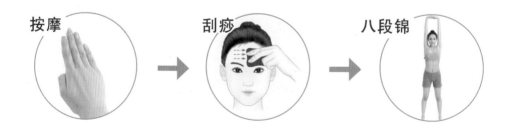

按摩

单侧手四指并拢，由下往上揉按曲泉穴，有特殊胀、酸的感觉，左右两侧每次各3~5分钟。

刮痧

持刮痧板以平刮法轻刮曲泉穴40次，可适当涂抹润滑介质，以避免给皮肤造成损伤。

八段锦

每日坚持修习八段锦，调整自然、柔和的呼吸，控制身体依次完成八组动作，可反复多次。

阴廉穴

所属经络: 足厥阴肝经。

主治病症: 月经不调、小腹胀痛、腰腿疼痛、下肢痉挛等。

巧取穴位

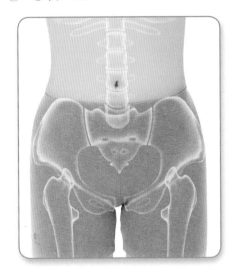

循经定位

在股前区,当气冲直下2寸,大腿根部,耻骨结节的下方,长收肌的外缘。

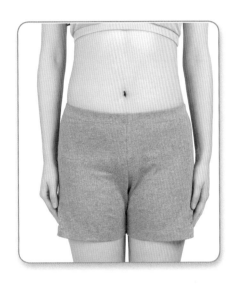

取穴技巧

在大腿根部,当气冲穴(脐中下5寸,旁开2寸处)直下2寸。

疏通方法

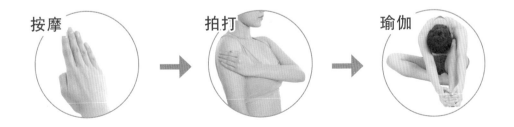

按摩

单手四指并拢由下往上揉按阴廉穴,有特殊胀、酸、疼痛的感觉,左右两侧每次各3~5分钟。

拍打

以掌拍法拍打阴廉穴40次,注意轻重得当、有节奏,力度以个人感觉舒服为宜。

瑜伽

每日坚持修习瑜伽中的头膝式,调整并保持正确的呼吸,柔和地伸展身体。

章门穴

所属经络：足厥阴肝经。

主治病症：腹痛、腹胀、胸胁疼痛、泄泻、腰脊疼痛等。

巧取穴位

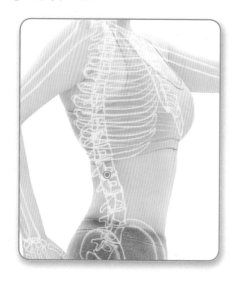

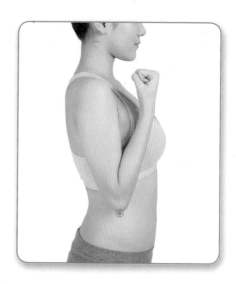

循经定位

位于侧腹部，第 11 肋游离端的下际，意指肝经的强劲风气在此处风停气息。

取穴技巧

身体站直，挺胸收腹，单侧手臂屈肘，合至腋下，则肘尖所指处即是。

疏通方法

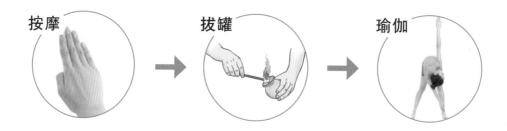

按摩

以大拇指、食指直下的大鱼际部位揉按章门穴，有胀痛的感觉，左右两侧每次各1~3分钟。

拔罐

身体仰卧位，以闪火法将罐具吸拔在穴位上，留罐 30 分钟。

瑜伽

每日坚持修习瑜伽中的侧三角扭转式，调整并保持正确的呼吸，柔和地伸展身体。

期门穴

所属经络：足厥阴肝经。

主治病症：胸胁胀满、呕吐、乳痛、呃逆、郁闷等。

巧取穴位

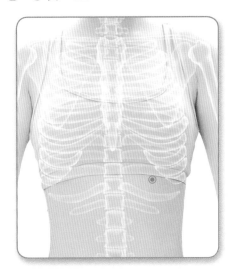

循经定位

位于胸部，当乳头直下，第6肋间隙，前正中线旁开4寸处。

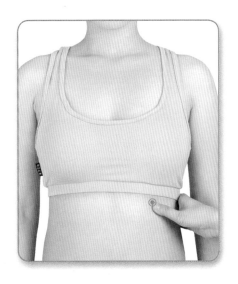

取穴技巧

在胸部，乳头的正下方，与巨阙穴（脐中直上6寸）齐平处即是。

疏通方法

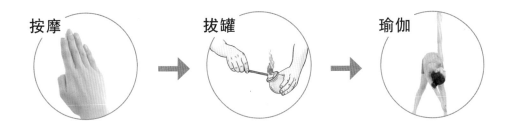

按摩 → **拔罐** → **瑜伽**

以大拇指、食指直下的大鱼际部位揉按期门穴，有胀痛的感觉，左右两侧每次各3~5分钟。

身体仰卧位，以闪火法将罐具吸拔在穴位上，留罐30分钟。

每日坚持修习瑜伽中的侧三角扭转式，调整并保持正确的呼吸，柔和地伸展身体。

督 脉

督脉分布于人体后正中线及头面正中,循行 28 个穴位,首穴为长强,末穴为龈交。其中有 2 个穴位在臀部,12 个穴位在腰背部,其余 14 个穴位则分布在头部。

- **穴位数量:** 28 个。
- **特效穴位:** 10 个。
- **主掌脏腑:** 大肠、胃、小肠、膀胱、三焦、胆。
- **主治病症:** 头颈、背部、腰骶病症,神志病、热病及相应的内脏病症。

经络健康自查

当督脉发生异常时,多会出现头重、头痛、耳鸣、眼花、懈怠、嗜睡、项强、俯仰不利、腰背疼痛和神志病等症状。

● 督脉统率诸阳经,与其相联系的部位有胞中、心、脑、喉、目等,按十四经流注与足厥阴肝经衔接,交于任脉。

经络循行

督脉起始于胞中,下出会阴,后行于腰背正中,循脊柱上行,经项部至风府穴,进入脑内,再回出上至头项,沿头部正中线,经头顶、额部、鼻部、上唇,到唇系带处。

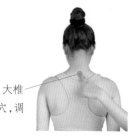

大椎

督脉与手足六阳经交会于大椎穴,调节阳经气血,故称"阳脉之海"。

经络穴位

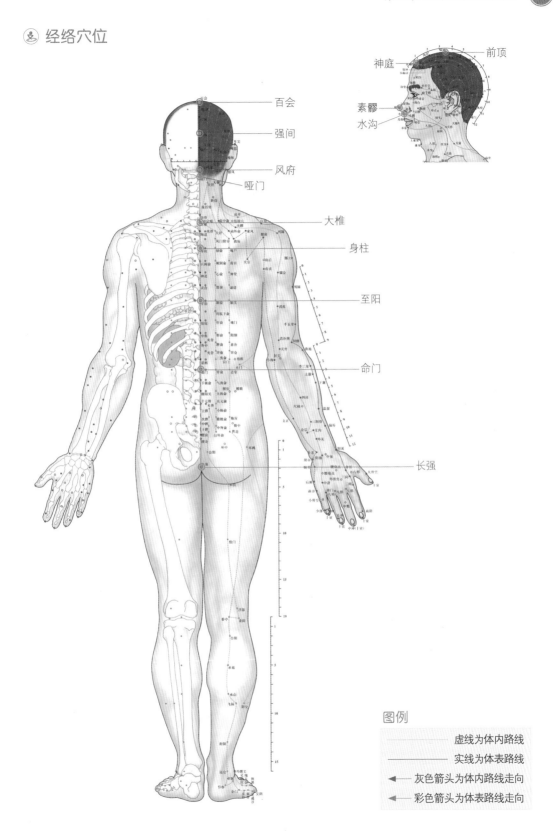

前顶
神庭
素髎
水沟

百会
强间
风府
哑门
大椎
身柱
至阳
命门
长强

图例

虚线为体内路线
实线为体表路线
灰色箭头为体内路线走向
彩色箭头为体表路线走向

长强穴

所属经络：督脉。
主治病症：便秘、腹泻、痔疮、阳痿、腰神经痛等。

⊛ 巧取穴位

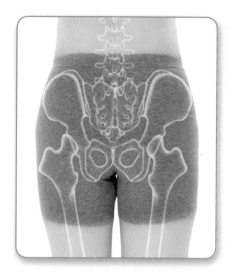

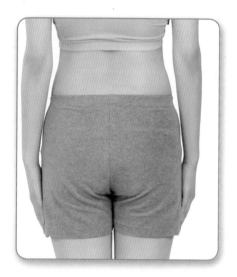

循经定位
位于尾骨端下方，当尾骨端与肛门连线的中点处，以俯卧姿势取穴为宜。

取穴技巧
在后背的正下方，尾骨端与肛门连线的中点处即是。

⊛ 疏通方法

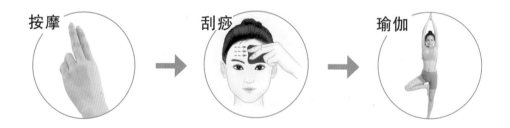

按摩

食指、中指并拢伸直，着力揉按长强穴，有酸胀感向内及四周扩散，每次左右手各揉按1~3分钟。

刮痧

持刮痧板以平刮法轻刮长强穴50次，可适当涂抹润滑介质，以避免给皮肤造成损伤。

瑜伽

每日坚持修习瑜伽中的树式，调整并保持正确的呼吸，柔和地伸展身体。

命门穴

所属经络：督脉。

主治病症：腰痛、腰扭伤、阳痿、遗精、月经不调、四肢冷等。

巧取穴位

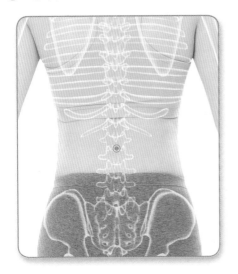

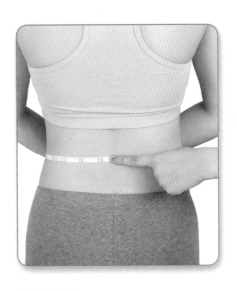

循经定位

位于腰部，当后正中线上，第2腰椎棘突下凹陷中。

取穴技巧

在腰部后正中线上，与体前侧的肚脐位置齐平、前后对应，指压时有强烈的压痛感。

疏通方法

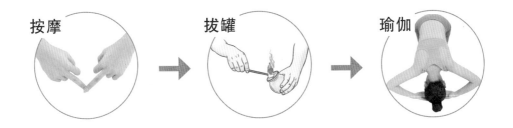

按摩

以两手中指相对同时着力揉按命门穴，每次左右手中指交替在下揉按3~5分钟。

拔罐

身体仰卧位，以闪火法将罐具吸拔在穴位上，留罐30分钟。

瑜伽

每日坚持修习瑜伽中的兔式，调整并保持正确的呼吸，柔和地伸展身体。

身柱穴

所属经络：督脉。

主治病症：感冒、咳嗽、气喘、脊背强痛等。

⊛ 巧取穴位

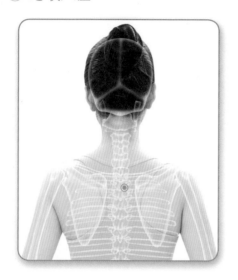

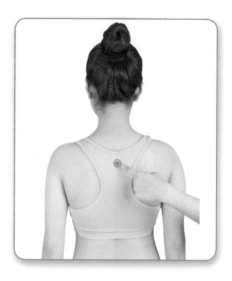

循经定位

位于背部,当后正中线上,第3胸椎棘突下凹陷中,意指督脉气血在此处吸热化为强劲饱满之状。

取穴技巧

在背部的后正中线上,由大椎向下数三个突起后的凹陷处即是。

⊛ 疏通方法

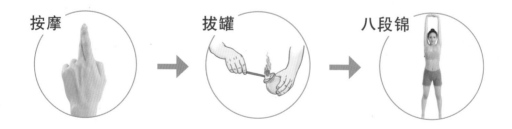

| 按摩 | 拔罐 | 八段锦 |

　　将食指叠放在中指背上着力揉按身柱穴,有刺痛的感觉,每次左右手各揉按3~5分钟。

　　身体仰卧位,以闪火法将罐具吸拔在穴位上,留罐30分钟。

　　每日坚持修习八段锦,调整自然、柔和的呼吸,控制身体依次完成八组动作,可反复多次。

大椎穴

所属经络：督脉。

主治病症：感冒、肩背痛、头痛、咳嗽、热病等。

巧取穴位

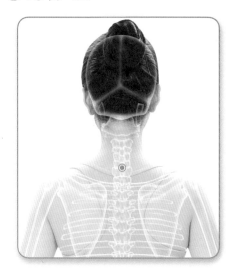

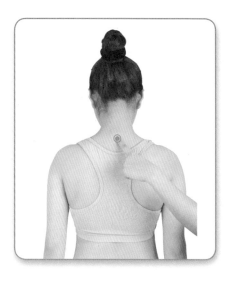

循经定位

位于人体后颈部下端，在后正中线上，第7颈椎棘突下凹陷中，以正坐低头姿势取穴为宜。

取穴技巧

在背部的正中线上，俯首时颈背交界处显示最高的突起下凹陷中即是。

疏通方法

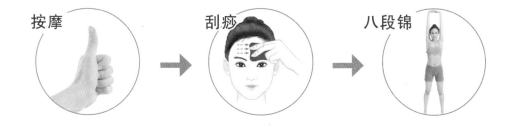

按摩　　　　**刮痧**　　　　**八段锦**

　　大拇指指尖向下，以指腹揉按大椎穴，有酸痛、胀麻的感觉，每次左右手各揉按1~3分钟。

　　持刮痧板以平刮法轻刮大椎穴50次，以出痧为度，可适当涂抹润滑介质，以避免给皮肤造成损伤。

　　每日坚持修习八段锦，调整自然、柔和的呼吸，控制身体依次完成八组动作，可反复多次。

风府穴

所属经络: 督脉。

主治病症: 头痛、眩晕、咽喉肿痛、感冒、发热、颈项强痛等。

巧取穴位

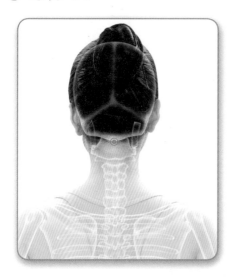

循经定位

在颈后区,枕外隆凸直下,两侧斜方肌之间的凹陷中。

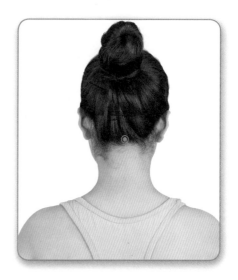

取穴技巧

在后颈部,后发际正中直上 1 寸处,头稍前倾,从项后发际正中上直推至枕骨即是。

疏通方法

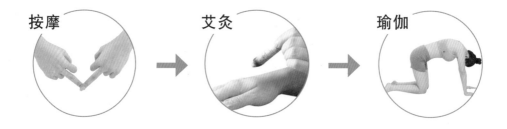

按摩	艾灸	瑜伽

将两手中指相互叠按,以指腹垂直揉按风府穴,有酸痛、胀麻的感觉,每次揉按1~3分钟。

对准风府穴施以艾条温和灸15~20分钟,每日1次,灸至皮肤稍泛红晕为止。

每日坚持修习瑜伽中的猫式,调整并保持正确的呼吸,柔和地伸展身体。

强间穴

所属经络: 督脉。

主治病症: 头痛、目眩、颈项强痛、烦心、失眠等。

巧取穴位

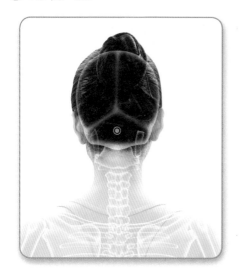

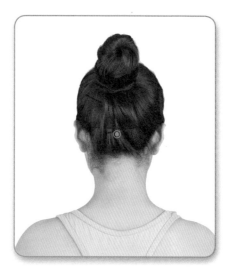

循经定位

位于头部,当后发际正中直上4寸,督脉气血在此处吸热后化为强劲的上行阳气。

取穴技巧

在头部后侧正中线上,当后发际正中直上4寸,或百会穴后3寸处。

疏通方法

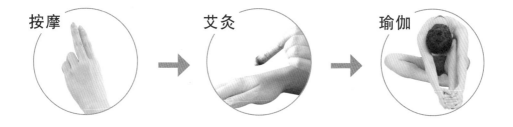

按摩

食指、中指并拢伸直,以指腹揉按强间穴,有酸痛、胀麻的感觉,每次揉按1~3分钟。

艾灸

对准强间穴施以艾条温和灸15~20分钟,每日1次,灸至皮肤稍泛红晕为止。

瑜伽

每日坚持修习瑜伽中的头膝式,调整并保持正确的呼吸,柔和地伸展身体。

百会穴

所属经络：督脉。

主治病症：头痛、眩晕、休克、高血压、鼻塞等。

⊛ 巧取穴位

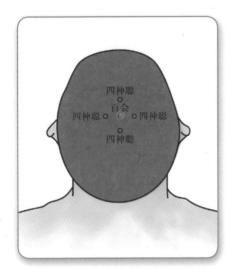

循经定位

位于头部，当前发际正中直上 5 寸，或两耳尖连线的中点处。

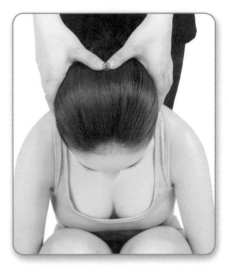

取穴技巧

在头部正上方，头顶正中线与两耳尖端连线的交点处即是。

⊛ 疏通方法

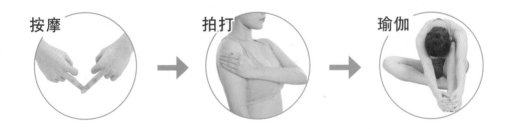

按摩

将两手中指交叠，同时垂直着力揉按百会穴，有酸胀、刺痛的感觉，每次揉按 1~3 分钟。

拍打

以掌拍法轻轻拍打百会穴 20 次，注意轻重得当、有节奏，力度以个人感觉舒服为宜。

瑜伽

每日坚持修习瑜伽中的头膝式，调整并保持正确的呼吸，柔和地伸展身体。

前顶穴

所属经络：督脉。

主治病症：头晕、头痛、高血压、鼻炎、目赤肿痛等。

巧取穴位

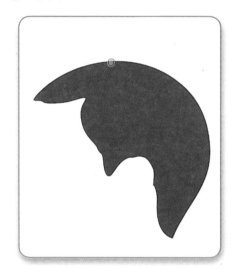

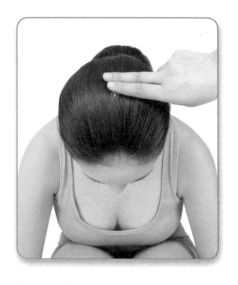

循经定位

位于头部，当前发际正中直上 3.5 寸，意指前面督脉的上行之气在此处被顶撞而无法上行。

取穴技巧

在头部正中线上，当前发际正中直上 3.5 寸，百会前 1.5 寸（两横指）处即是。

疏通方法

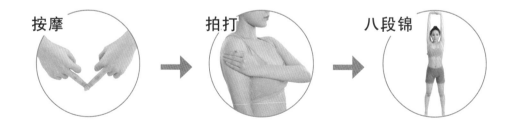

按摩

将两手中指交叠，同时垂直着力揉按前顶穴，有酸胀、刺痛的感觉，每次揉按 1~3 分钟。

拍打

以掌拍法轻轻拍打前顶穴 20 次，注意轻重得当、有节奏，力度以个人感觉舒服为宜。

八段锦

每日坚持修习八段锦，调整自然、柔和的呼吸，控制身体依次完成八组动作，可反复多次。

神庭穴

所属经络: 督脉。

主治病症: 头晕、呕吐、眼昏花、失眠等。

巧取穴位

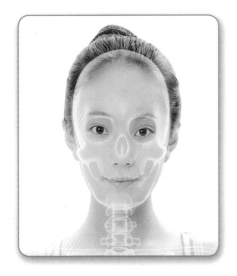

循经定位

位于头部,当前发际正中直上0.5寸,意指督脉的上行之气于此处聚集。

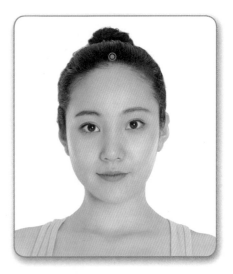

取穴技巧

在头部前正中线上,当前发际正中直上0.5寸处即是,有凹下之感的位置。

疏通方法

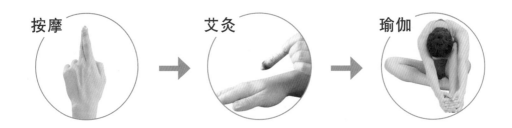

按摩 → **艾灸** → **瑜伽**

将两手中指指尖相对,以两指指尖垂直揉按神庭穴,每次揉按3~5分钟。

对准神庭穴施以艾条温和灸15~20分钟,每日1次,灸至皮肤稍泛红晕为止。

每日坚持修习瑜伽中的头膝式,调整并保持正确的呼吸,柔和地伸展身体。

水沟穴

所属经络: 督脉。

主治病症: 休克、昏迷、中暑、晕车、牙痛、鼻塞等。

巧取穴位

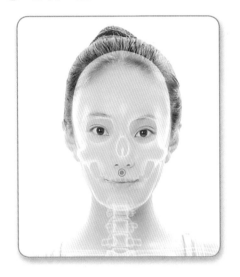

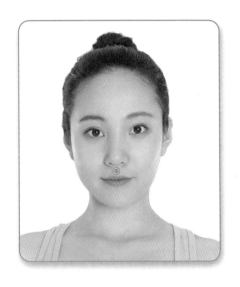

循经定位

位于面部,当人中沟的上 1/3 与中 1/3 交点处,是中医抢救危重病人的急救穴位之一。

取穴技巧

在面部的上唇上中部,人中沟的上 1/3 与中 1/3 的交点,指压时有强烈的压痛感。

疏通方法

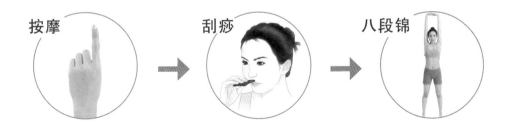

按摩

将食指屈起,以指尖揉按水沟穴,有特别刺痛的感觉,每次左右手各揉按 1~3 分钟。

刮痧

持刮痧板以点按法垂直按压水沟穴,力道不宜过重,稍停后再快速抬起,如此反复多次。

八段锦

每日坚持修习八段锦,调整自然、柔和的呼吸,控制身体依次完成八组动作,可反复多次。

调理气机百病消

任 脉

任脉分布于人体前正中线及颈部、口旁、面部,循行 24 个穴位,首穴为会阴,末穴为承浆。其中有 21 个穴位在腰部及胸腹部,其余 3 个穴位则分布在颈面部。

- **穴位数量:**24 个。
- **特效穴位:**6 个。
- **主掌脏腑:**肺、脾、心、肾、肝、心包。
- **主治病症:**头面、颈部、胸腹部病症,神志病及相应的内脏病症。

经络健康自查

当任脉发生异常时,多会出现下腹部病痛及泌尿生殖系统的病症,如少腹疼痛、小便不利、遗尿、带下、不孕、遗精、月经不调、阳痿、早泄等。

● 任脉总任诸阴经,与其相联系的部位有胞中、咽喉、目,按十四经流注与督脉衔接,交于手太阴肺经。

经络循行

任脉起始于胞中,下出会阴,经阴阜,沿腹部和胸部正中线上行,经过咽喉,到达下唇内,环绕口唇,并向上分行至两目下。

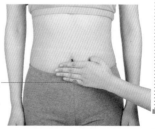

关元穴

任脉与足三阴经交会于关元穴,关联手足六阴经,故称"阴脉之海"。

经络穴位

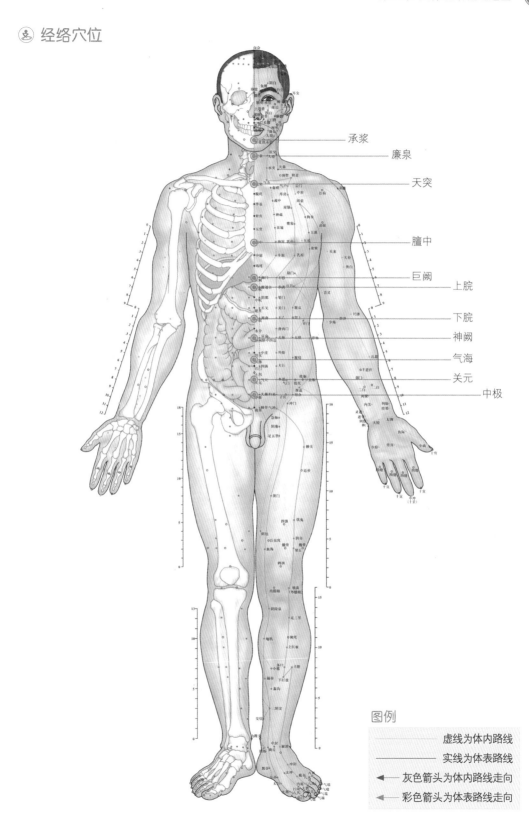

承浆
廉泉
天突
膻中
巨阙
上脘
下脘
神阙
气海
关元
中极

图例

虚线为体内路线
实线为体表路线
灰色箭头为体内路线走向
彩色箭头为体表路线走向

中极穴

所属经络：任脉。
主治病症：遗精、阳痿、月经不调、痛经、疝气等。

巧取穴位

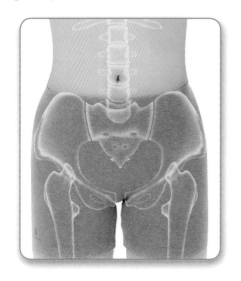

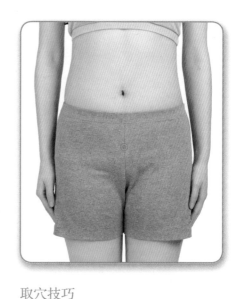

循经定位

位于下腹部,前正中线上,当脐中下4寸处,以仰卧姿势取穴为宜。

取穴技巧

在体前正中线上,左手四指并拢,食指紧贴肚脐,右手拇指紧贴左手小指下端,则右手拇指下端与前正中线交点处即是。

疏通方法

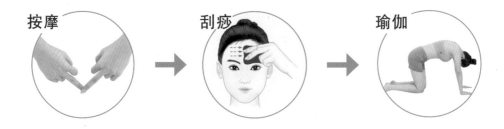

按摩

将两手中指交叠,同时垂直着力揉按中极穴,有酸胀的感觉,左右手交替在下,各揉按1~3分钟。

刮痧

持刮痧板以平刮法轻刮中极穴50次,以出痧为度,可适当涂抹润滑介质,以避免给皮肤造成损伤。

瑜伽

每日坚持修习瑜伽中的猫式,调整并保持正确的呼吸,柔和地伸展身体。

关元穴

所属经络：任脉。

主治病症：阳痿、早泄、月经不调、小便频繁、腹泻等。

巧取穴位

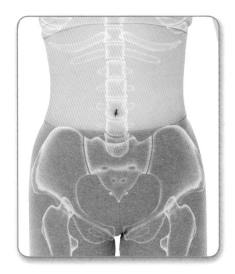

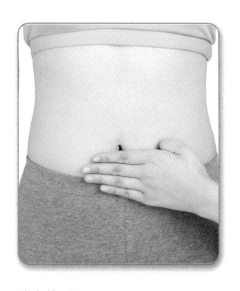

循经定位

位于下腹部，体前正中线上，当脐中下 3 寸，以仰卧姿势取穴为宜。

取穴技巧

在下腹部的体前正中线上，四指并拢横按于下腹部，食指紧贴肚脐，则小指下端与体前正中线的交点处即是。

疏通方法

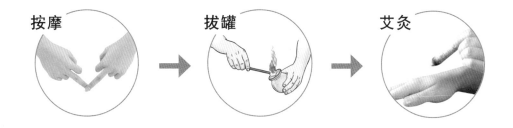

按摩

将两手中指交叠，同时垂直着力揉按关元穴，有酸胀的感觉，每次左右手交替在下，各揉按 1~3 分钟。

拔罐

身体仰卧位，以闪火法将罐具吸拔在穴位上，留罐 30 分钟。

艾灸

对准关元穴施以艾条温和灸 5~10 分钟，每日 1 次或隔日 1 次，灸至皮肤稍泛红晕为止。

神阙穴

所属经络：任脉。
主治病症：腹痛、肠鸣、痢疾、虚脱等。

⚕ 巧取穴位

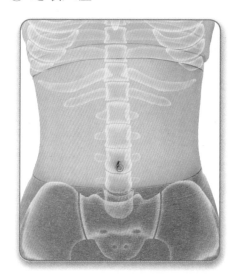

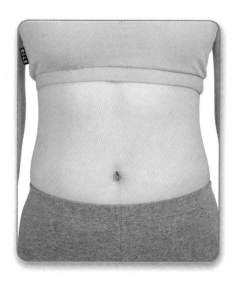

循经定位
位于腹中部,脐中央,与督脉上的命门穴平行对应,是神气通行的门户。

取穴技巧
在身体前侧,腹中部,肚脐的正中即是。

⚕ 疏通方法

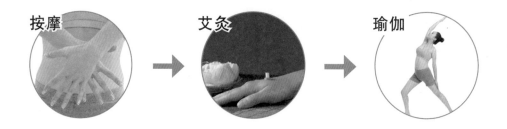

按摩　　　　　　**艾灸**　　　　　　**瑜伽**

将两手手掌交叠,掌心向下,以掌心着力揉按神阙穴,每次左右手交替在下,各揉按1~3分钟。

对准神阙穴施以艾炷隔姜灸15~20分钟,每日1次,灸至皮肤稍泛红晕为止。

每日坚持修习瑜伽中的勇士变化式,调整并保持正确的呼吸,柔和地伸展身体。

上脘穴

所属经络：任脉。

主治病症：呕吐、胃痛、腹胀、腹痛、膈肌痉挛、肠炎等。

⊛ 巧取穴位

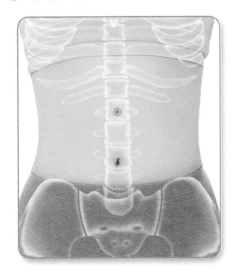

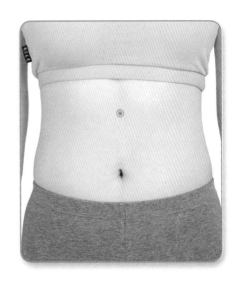

循经定位

位于上腹部，前正中线上，当脐中上5寸处。

取穴技巧

采取站立或仰卧位，在上腹部，体前正中线上，当脐中直上5寸处即是。

⊛ 疏通方法

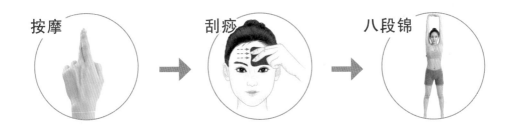

按摩

两手中指指尖相对，同时揉按上脘穴，有刺痛的感觉，每次揉按1~3分钟。

刮痧

持刮痧板以平刮法轻刮上脘穴50次，以出痧为度，可涂抹润滑介质，以避免损伤皮肤。

八段锦

每日坚持修习八段锦，调整自然、柔和的呼吸，控制身体依次完成八组动作，可反复多次。

膻中穴

所属经络：任脉。

主治病症：支气管哮喘、咳嗽、心悸、心烦、肋间神经痛等。

巧取穴位

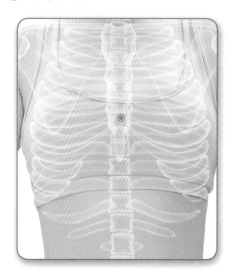

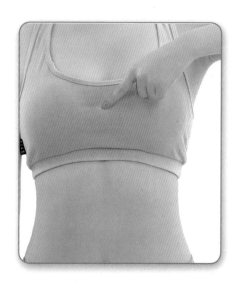

循经定位

在胸部，当前正中线上，平第 4 肋间隙。

取穴技巧

在胸部，体前中线上，两乳头间连线的中点处即是。

疏通方法

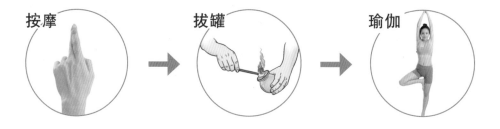

按摩

两手中指指尖相对，同时揉按膻中穴，有刺痛的感觉，每次揉按 1~3 分钟。

拔罐

身体仰卧位，以闪火法将罐具吸拔在穴位上，留罐 30 分钟。

瑜伽

每日坚持修习瑜伽中的树式，调整并保持正确的呼吸，柔和地伸展身体。

廉泉穴

所属经络：任脉。

主治病症：舌下肿痛、舌强、咳嗽、哮喘、消渴等。

巧取穴位

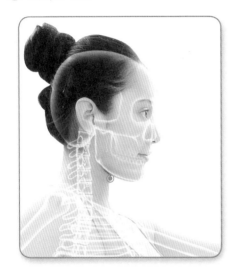

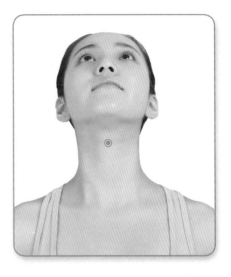

循经定位

在颈部，当前正中线上，喉结的上方，舌骨上缘的凹陷处。

取穴技巧

头稍稍仰起，在颈部，当前正中线上，喉结的上方，舌骨上缘凹陷处即是。

疏通方法

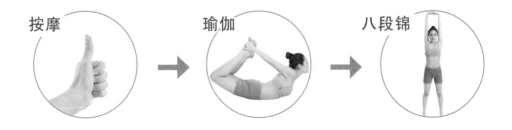

按摩

大拇指屈起，由上往下以指尖扣按廉泉穴，每次左右手各扣按1~3分钟。

瑜伽

每日坚持修习瑜伽中的弓式，调整并保持正确的呼吸，柔和地伸展身体。

八段锦

每日坚持修习八段锦，调整自然、柔和的呼吸，控制身体依次完成八组动作，可反复多次。

🧘 人体十大保健养生穴位

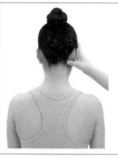

风池穴

配伍治疗：配合谷、丝竹空治头痛，配大椎、后溪、委中治颈项强痛。

功用：解乏醒脑。

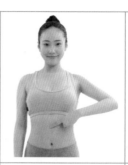

中脘穴

配伍治疗：配丰隆化痰，配足三里治胃痛。

功用：养胃健脾。

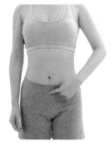

关元穴

配伍治疗：配涌泉治小便数，配天枢、气海治泄泻。

功用：固本培元、补肾通淋。

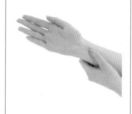

内关穴

配伍治疗：配神门、心俞治心痛、心悸，配中脘、足三里治胃痛。

功用：护心降压、理气止痛。

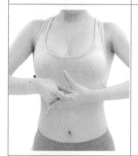

合谷穴

配伍治疗：配太阳穴治头痛，配下关、颊车治牙痛。

功用：清热解表、镇静止痛。

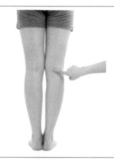

委中穴

配伍治疗：配水沟治急性腰扭伤，配曲泽、百会治中暑。

功用：舒筋通络、清热解毒。

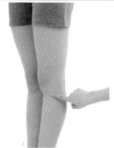

阳陵泉穴

配伍治疗：配支沟治胁肋痛，配期门、日月治胆结石。

功用：舒筋活络、疏肝理气。

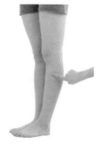

足三里穴

配伍治疗：配中脘、内关治胃痛，配天突、定喘治喘证。

功用：补中益气、疏风化湿。

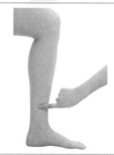

三阴交穴

配伍治疗：配血海、气海、关元、支沟治痛经，配内关、神门治失眠。

功用：健脾益血、调肝补肾。

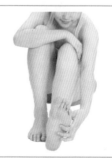

涌泉穴

配伍治疗：配水沟治休克，配太冲、百会治头项疼痛。

功用：安神健体、散热生气。

04

家庭常见病
的经络疏通

别让"病来如山倒",学会一些简单、有效的经络疏通方法,带你重回安全地带。下面针对13种家庭常见病,结合病理分析,列出了特效穴位推荐、快速取穴、按摩方法、健康提示、饮食调理等方面的内容。

头 痛

头痛,即出现在头的前、后、侧部,甚至是整个头部的非搏动性的持续性钝痛。

⚘ 循经定位&按摩方法

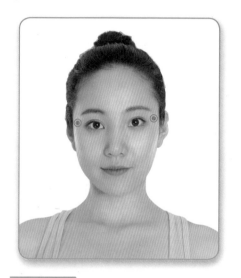

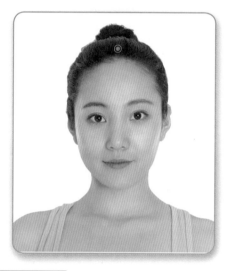

太阳穴

快速取穴： 在面部,前额两侧,眉梢与目外眦之间,向后约一横指凹陷处。

按摩方法： 正坐,双手举起,掌心向内,以食指指腹按揉两侧太阳穴,力度适中,每次按揉2分钟。

神庭穴

快速取穴： 位于头部,当前发际正中直上0.5寸,意指督脉的上行之气于此处聚集。

按摩方法： 正坐,将两手中指相对,指背轻触,以两指指尖垂直揉按神庭穴,每次揉按1分钟。

小贴士

外感头痛者宜食葱、姜、芹菜、菊花等；风热头痛者宜多食绿豆、白菜、萝卜、藕、梨等；内伤头痛者宜食山药、橘子、山楂、红糖等。当急性头晕目眩发作时,应注意静卧,解除精神紧张,忌酒、咖啡等易致亢奋的饮品,可补充富含维生素C的水果,如柠檬、葡萄、奇异果等。

当头部、颈部痛觉神经末梢受到刺激时,其产生的异常神经冲动传达至脑部,即会出现头痛。头痛在人们的日常生活中较为常见,但其中的病因却非常复杂,局部外伤、感冒、酒精中毒、神经官能症、五官科疾病、高血压等都可能是引发头痛的诱因。

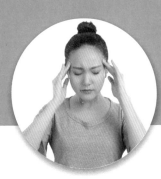

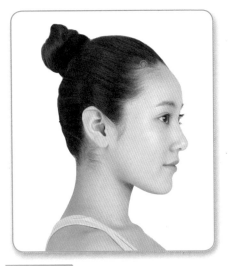

头维穴

快速取穴:在头侧部,当额角发际直上 0.5 寸,头正中线旁开 4.5 寸处。

按摩方法:正坐,双手举起,以拇指指端点按头维穴,有酸胀感,左右两侧每次各点按 3 分钟。

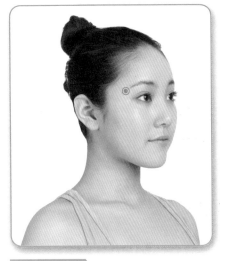

丝竹空穴

快速取穴:位于面部,当眉梢凹陷处。

按摩方法:正坐,双手抬起,以食指指腹揉按两边的丝竹空穴,有酸、胀、痛的感觉;每日早晚各 1 次,左右两侧每次各 1~3 分钟。

饮食调理

川芎白芷鱼头汤

● **材料**:川芎 6 克,白芷 60 克,草鱼头 250 克,生姜 6 克。

● **做法**:将川芎、白芷分别冲洗干净,放入砂锅中,加入 500 毫升清水一同煎煮 25 分钟,去渣取汁,再放入草鱼头煮熟。加生姜,再稍煮 5 分钟即可。

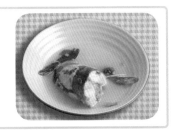

视疲劳

常用穴位：睛明穴、瞳子髎穴、攒竹穴、四白穴

视疲劳,即人们在用眼工作中因各种原因产生的主观症状的综合征,通常表现为眼及眼眶周围疼痛、视物模糊不清、眼睛干涩、眼部充血等,进而还会引起头重、头痛、眩晕、恶心、注意力不集中等症状。

循经定位&按摩方法

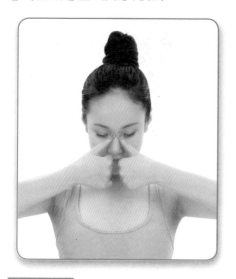

睛明穴

快速取穴: 位于面部,闭目,在目内眦内上方 0.1 寸的凹陷处。

按摩方法: 正坐,轻闭双眼,抬肘伸掌,掌心向后,以两手拇指指尖轻轻掐按睛明穴,并在骨上轻轻前后刮揉,有酸胀感,左右两侧每次各掐按 1~3 分钟。

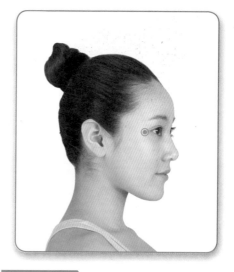

瞳子髎穴

快速取穴: 位于面部,目外眦外侧 0.5 寸凹陷中,以正坐或仰卧姿势取穴为宜。

按摩方法: 正坐,两手抬起,以食指指腹垂直揉按瞳子髎穴,有酸、胀、痛感;每天左右两穴早晚各揉按 1 次,每次 1~3 分钟。

小贴士

日常生活中应注意劳逸结合,保证充足的休息和睡眠;注意用眼卫生,减少强光、反射光对眼部的刺激,电脑荧光屏的亮度要适当;注意休息,连续用眼1小时,应适当休息5~10分钟;不要在移动的交通工具上看电视或者看书。

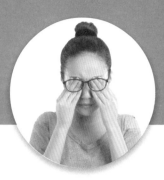

病理分析

视疲劳是指由于长时间用眼,或注意力长时间过度集中而导致眨眼次数减少,角膜表面干燥,产生角膜刺激的各种症状。现代人长时间看电脑而没有适当的放松与调节,容易导致一些眼部症状。此外,用眼不卫生,或在强光或弱光等环境下长时间看书,或佩戴度数不合适的眼镜,也都有可能产生眼部疲劳。

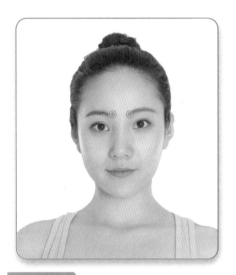

攒竹穴

快速取穴:位于面部,额切迹处,当眉头凹陷中。

按摩方法:正坐,两手抬起,以拇指指尖垂直揉按攒竹穴,有轻微的酸胀感,每次揉按1~3分钟。

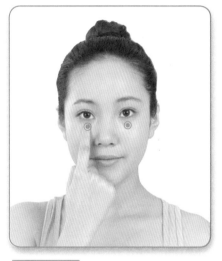

四白穴

快速取穴:目正视,四白穴位于面部瞳孔直下,当眶下孔的凹陷处。

按摩方法:正坐,两手抬起,拇指撑住下颌,以食指指尖揉按四白穴,每次揉按1~3分钟。

⑪ 饮食调理

胡萝卜炒猪肝

● **材料**:猪肝250克,胡萝卜150克,葱、姜、蒜各适量。

● **做法**:将主料洗净切片,猪肝以盐、湿淀粉拌匀,用热水煮至七八成熟后捞出沥水;热锅放油,以姜丝、蒜片爆锅,放入胡萝卜翻炒,将熟时下猪肝煸炒,调味即可。

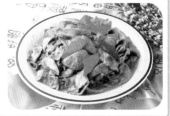

鼻 炎

鼻炎，即鼻腔黏膜或黏膜下组织出现的炎症，多与鼻塞、流鼻涕、鼻痒、咽喉不适等症状相伴出现。

⏾ 循经定位&按摩方法

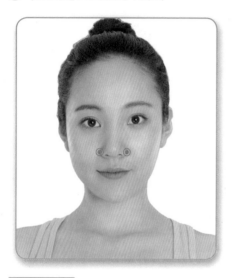

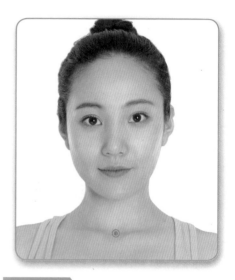

迎香穴 ▶

快速取穴：位于鼻翼外缘中点旁，当鼻唇沟中。

按摩方法：正坐，双手抬起，以食指指腹垂直按揉迎香穴，有酸麻的感觉，每次按揉 1~3 分钟。

天突穴 ▶

快速取穴：位于颈部，当体前正中线上，两锁骨中间凹陷处，胸骨上窝的中央位置。

按摩方法：正坐，单手上抬，以食指指腹按压，每次按压 3 分钟。

小贴士

　　为了避免鼻炎的出现与复发，人们应养成良好的个人卫生习惯，保持鼻腔清洁湿润，及时清理鼻腔内痂皮，最好不要用手挖鼻孔，以免细菌感染；加强体育锻炼，增强体质，预防感冒；注意保持工作和生活环境的空气洁净，避免接触灰尘及化学气体，特别是有害气体；当发现有鼻炎的征兆时，要及早检查和治疗。

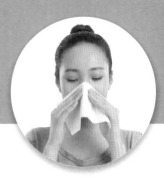

病理分析

导致人们罹患鼻炎的原因很多，如气温骤冷骤热使鼻黏膜受到刺激而引发鼻炎；空气中有害污染物或花粉直接刺激鼻腔黏膜而引发鼻炎；鼻子邻近的慢性炎症扩散至鼻腔而引发鼻炎；慢性疾病、机体抵抗力下降、烟酒过度、鼻腔用药不当或过量过久等因素，都可能诱发鼻炎。

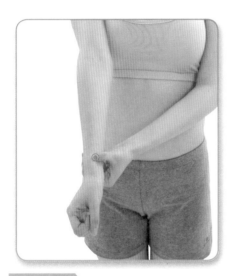

列缺穴

快速取穴：在前臂桡侧缘，腕横纹上1.5 寸处，当拇短伸肌腱与拇长展肌腱之间。

按摩方法：正坐，单手抬起，以对侧手食指指腹揉按列缺穴，有酸痛或酥麻的感觉，每次揉按 1 分钟。

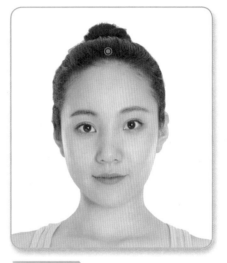

神庭穴

快速取穴：位于头部，当前发际正中直上 0.5 寸，意指督脉的上行之气于此处聚集。

按摩方法：正坐，两手举起，左右手中指指尖相叠垂直按压神庭穴，每次按压 1 分钟。

饮食调理

白菜萝卜汤

● 材料：白菜心 200 克，白萝卜、胡萝卜各 80 克，豆腐半块。

● 做法：将各种主料洗净、切条，以沸水焯一下，捞出沥水；热锅放油，加一小勺辣椒酱炒香，加入清汤，放白萝卜、胡萝卜、豆腐同煮，汤滚时放入白菜，煮开后调味即可。

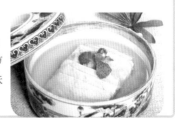

感 冒

感冒，即因病毒或病菌侵入人体而引发的上呼吸道感染。感冒最初出现时鼻腔内多会有干痒感，并打喷嚏，随后渐有鼻塞、流鼻涕、咳嗽、咽部不适、低热等症状。

循经定位&按摩方法

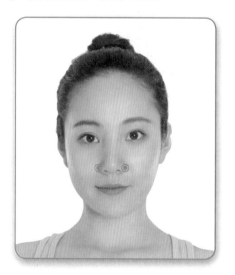

迎香穴

快速取穴：位于鼻翼外缘中点旁，当鼻唇沟中。

按摩方法：正坐，两手抬起，食指、中指并拢伸直，以指腹反复掐揉迎香穴，有酸麻感，每次掐揉5分钟。

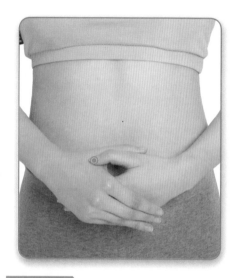

合谷穴

快速取穴：在手背处，第1、第2掌骨间，当第2掌骨桡侧的中点处。

按摩方法：正坐，单手平伸，对侧手以拇指、食指上下夹住掌缘，以拇指指腹垂直按压合谷穴，有酸痛胀感，左右两侧各3分钟。

小贴士

人们每晚可用较热的水泡脚15分钟，水量要浸没过脚面，泡后双脚即变得发红，此法可用来预防感冒；感冒初发时，也可用电吹风对着太阳穴吹3~5分钟的热风，每日数次，能够减轻症状；当出现喉痛、鼻塞、发热等感冒症状时，可以在浓茶中放点冰糖饮用，可有效解除以上症状。

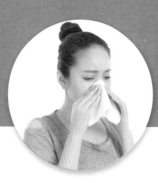

病理分析 引起感冒的关键内因在于人体内虚,当气温骤变致使身体受凉或身体过于疲劳时,人体各处或呼吸道局部的抵抗力下降,为外界病毒或细菌侵入人体留下可乘之机,从而引发各种感冒症状。

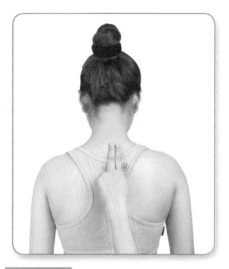

风门穴

快速取穴:在背部,当第 2 胸椎棘突下,后正中线旁开 1.5 寸。

按摩方法:正坐,头微向前倾,单臂举起后伸,食指、中指并拢伸直,以食指指腹揉按风门穴,左右两侧每次各 1~3 分钟。

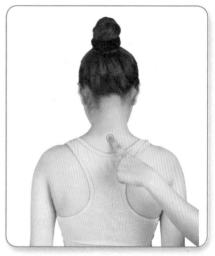

大椎穴

快速取穴:在脊柱区,在后正中线上,第 7 颈椎棘突下凹陷中。

按摩方法:正坐,左臂举起由肩上反握对侧颈部,虎口向下,四指扶右侧颈部,以拇指指腹揉按大椎穴,每次左右手各揉按 1~3 分钟。

饮食调理

紫苏粥

● **材料**:紫苏 10 克,粳米 100 克。

● **做法**:将粳米淘洗干净,放入锅中,加适量清水以旺火烧滚,再以小火煮至粥汤浓稠,待将熟时放入紫苏,再煮 10~15 分钟即可。

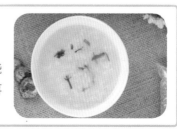

牙 痛

牙痛是指因各类原因引发的牙齿疼痛,通常表现为牙齿疼痛、牙龈红肿、面部肿胀、咀嚼困难、遇冷热酸甜时疼痛加重等症状。

⚕ 循经定位&按摩方法

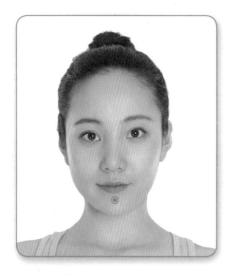

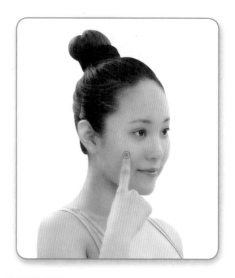

承浆穴 ▶

快速取穴:位于面部,当颏唇沟的正中凹陷处。

按摩方法:正坐,稍仰头,右手平抬至下颌前,以食指指尖垂直按揉承浆穴,有酸麻、痛的感觉,每次 2 分钟。

颧髎穴 ▶

快速取穴:位于面部,当目外眦直下,颧骨下缘的凹陷处。

按摩方法:正坐,口唇微张,双手抬起以食指指尖垂直按压颧髎穴,有酸胀感,每次 1~3 分钟。

小贴士

注意保持口腔卫生,养成早晚刷牙、饭后漱口的好习惯,以减少口腔内的病菌滋生;发现蛀牙时,尽快治疗;平时也要注意少吃过冷、过热、过酸、过甜、过硬的食物;可适当多吃些清胃火及清肝火的食物,如南瓜、西瓜、芹菜、萝卜等;睡前不吃甜食。

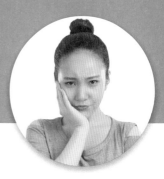

病理分析 牙痛是口腔较为常见的病症之一,当牙齿或牙周出现问题时都有可能引发持续的牙痛,如牙龈炎、牙周炎、蛀牙、牙髓感染、过敏等。中医认为,牙痛是风热邪毒滞留脉络,或肾火循经上侵,或肾阴不足、虚火上扰而致。

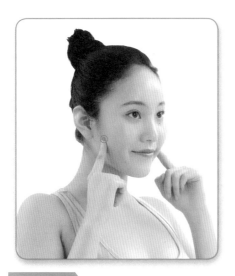

颊车穴

快速取穴:在面部,下颌角前上方一横指(中指),咬牙时咬肌隆起处,放松时按之凹陷处。

按摩方法:正坐,以双手食指指腹按压颊车穴,有酸胀感,每次 1~3 分钟。

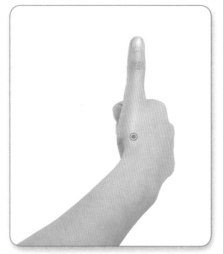

阳溪穴

快速取穴:腕背横纹桡侧,手拇指向上翘起时,当拇长伸肌腱和拇短伸肌腱间的凹陷中。

按摩方法:单手平抬,以对侧手拇指指尖垂直掐按阳溪穴,有酸胀感,左右两侧各掐按 1~3 分钟。

饮食调理

绿豆甘草汤

● **材料**:绿豆 100 克,甘草 15 克。

● **做法**:将绿豆洗净,同甘草一起放入锅中,加清水煮熟,去渣后即可食豆饮汤,此方主要应对虚火牙痛。

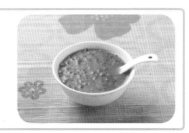

咳 嗽

咳嗽是人体自我保护性动作,即在进行短促的深吸气后,呼吸肌、肋间肌、膈肌快速猛烈收缩,借助肺内高压气体的急速冲出,使呼吸道内部的异物或分泌物排出体外。

循经定位&按摩方法

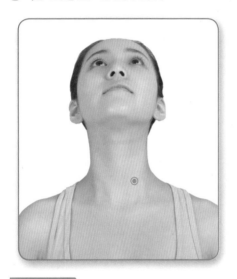

水突穴

快速取穴：位于颈部,胸锁乳突肌前缘,横平环状软骨。

按摩方法：正坐,双手抬起至肩高,以食指指端轻揉、点压水突穴,每次3分钟。

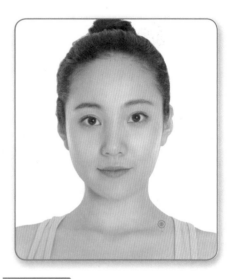

缺盆穴

快速取穴：位于锁骨上大窝的中央,前正中线旁开4寸处,约与乳头相对的位置即是。

按摩方法：正坐,单手抬起,以食指指腹按揉缺盆穴,左右两侧每次各按揉3分钟。

小贴士

人们首先应注意气温变化,提前做好防寒保暖工作,避免因受凉而引起咳嗽;适当参加体育锻炼,增强体质,提高抗病能力;咳嗽期间,饮食方面不宜食甘肥、辛辣及过咸的食物,戒烟酒;过敏性咳嗽的患者不宜喝碳酸饮料,多食新鲜蔬菜,适当吃豆制品及瘦肉、蛋类食品,烹饪以蒸煮为主,适量进食水果;忌食生冷食物、瓜子、巧克力等。

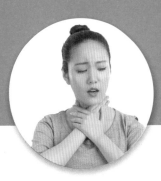

病理分析

当异物、刺激性气体或呼吸道内分泌物刺激到呼吸道黏膜中的感受器时，冲动通过传入神经纤维传到延髓的咳嗽中枢，就会引发咳嗽。咳嗽通常可分为外感咳嗽、内伤咳嗽两大类，前者由风寒或风热外侵引起，后者多由饮食不节、肝火旺盛引起。

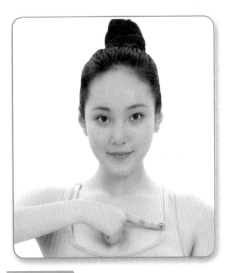

屋翳穴

快速取穴：位于胸部，当第 2 肋间隙，前正中线旁开 4 寸处，约在乳头的上方位置。

按摩方法：正坐，单手抬起，以食指指腹按揉屋翳穴，左右两侧每次各按揉 2 分钟。

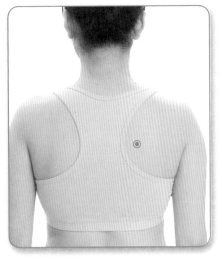

神堂穴

快速取穴：位于背部，当第 5 胸椎棘突下，后正中线旁开 3 寸处。

按摩方法：正坐，施术者运用一指禅推法以拇指指端推按神堂穴，每次推按 3 分钟。

饮食调理

无花果茶

● **材料**：无花果 30 克，绿茶 15 克，冰糖适量。

● **做法**：将无花果、绿茶一同放入茶杯中，冲入沸水，待温浸 10~15 分钟后，加入适量冰糖稍稍调味后即可代茶饮用。

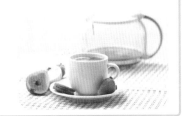

落枕

常用穴位：风池穴、肩井穴、养老穴、外关穴

落枕是一种以颈部僵硬、疼痛、活动受限为特征的颈部软组织急性扭伤或炎症，多见于冬春两季，常与睡眠姿势有关。

循经定位&按摩方法

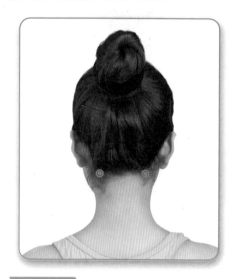

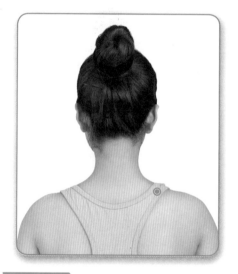

风池穴

快速取穴：在颈部，当枕骨之下，与风府相平，胸锁乳突肌与斜方肌上端之间的凹陷处。

按摩方法：正坐，举臂抬肘至与肩同高，双手置于耳后，四指扶头，以拇指点揉风池穴，有酸、胀、痛的感觉，左右两侧每次各按揉1~3分钟。

肩井穴

快速取穴：位于肩部最高处，前直乳中，当大椎与肩峰端连线的中点。

按摩方法：正坐，双手交抱于肩，掌心向下，中间三指落在肩颈交会处，以中指指腹向下按揉肩井穴，有酸麻、胀痛的感觉；每日1次，左右两侧每次各1~3分钟。

小贴士

为了避免落枕的困扰，人们选购睡枕时应避免过高或过低，一般女性所用睡枕高度控制在8～10厘米，男性所用睡枕高度控制在10～15厘米。此外，睡觉之前盖被时不要忘记将脖子部位掩好；天气炎热的时候，不要将颈部长时间对着电风扇吹。

病理分析

睡眠时头部姿势不当或睡枕的高低不适,致使头颈部长时间处于过伸或过屈状态,由此引发颈部肌肉痉挛或损伤;颈肩部外感风寒时,颈背部气血运行不畅,也会导致肌肉僵硬疼痛;此外,人们在从事体力劳动中,颈部的突然扭转或肩扛重物时,也可引发颈部肌肉的扭伤或痉挛。

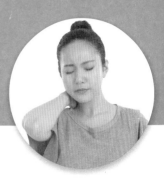

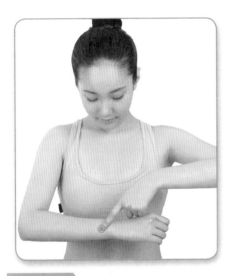

养老穴

快速取穴:位于前臂背面尺侧,当尺骨头桡侧的凹陷中,与尺骨头最高点平齐的骨缝中。

按摩方法:抬臂屈肘,以对侧手食指指尖垂直向下按揉养老穴,左右两侧每次各 1~3 分钟。

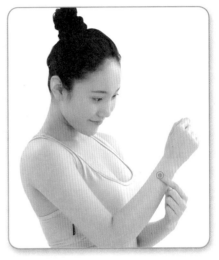

外关穴

快速取穴:在前臂的背侧,当阳池与肘尖的连线上,腕背横纹上 2 寸,尺骨与桡骨间隙中点。

按摩方法:抬臂屈肘,以对侧手食指指尖掐揉外关穴,左右两侧每次各 2~4 分钟。

饮食调理

冰糖莲子粥

● 材料:粳米 40 克,莲子 30 克,淮山药、枸杞、芡实、黑豆、冰糖各适量。

● 做法:将粳米洗净放入锅中,加适量清水熬煮成粥;将去掉莲子芯的莲子与淮山药、枸杞、芡实、黑豆、冰糖一同放入锅中熬煮,待熬至熟烂即可。

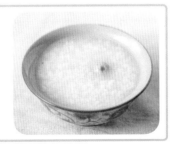

肩膀酸痛

肩膀酸痛，即肩关节及肩胛周围筋骨肌肉组织感到酸痛、僵硬。初期多呈阵发性酸痛，而后逐渐发展成为持续性疼痛，严重时会给生活带来诸多不便。

循经定位&按摩方法

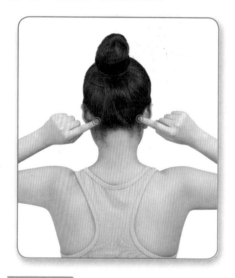

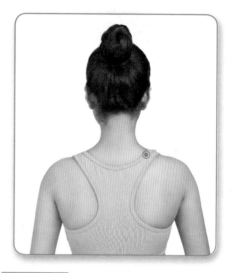

天柱穴

快速取穴：在项部，横平第 2 颈椎棘突上际，斜方肌外缘之后发际凹陷中，约当后发际正中旁开 1.3 寸。

按摩方法：正坐，双手举起扶头，四指向上，以大拇指指腹由下往上轻轻揉按天柱穴，左右两侧每次各 1~3 分钟。

肩井穴

快速取穴：位于肩部最高处，前直乳中，当大椎与肩峰端连线的中点上。

按摩方法：正坐，双手交抱于肩，掌心向下，中间三指落在肩颈交会处，以中指指腹向下按揉肩井穴，有酸麻、胀痛的感觉；每日 1 次，左右两侧每次各 1~3 分钟。

小贴士

保持正确的站姿和坐姿，对于长期伏案工作或使用电脑的人来说，应注意调整座椅与电脑的位置，每1个小时最好能起身休息放松3分钟；当气温寒凉时要注意身体保暖；日常生活中也要加强体育锻炼，少吃凉性或酸性食物；适时为自己缓解压力，保持愉悦的身心，空闲时间多从事些自己喜欢或感兴趣的娱乐活动。

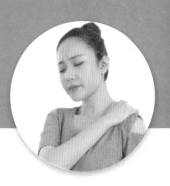

病理分析

引发肩膀酸痛的原因众多,肩部肌肉的慢性劳损或体内经络运行不畅、气血瘀滞,常被认为是引发肩膀酸痛的关键病因。其中,身体姿势不正、强力负重、跌扑损伤、过度疲劳、精神压力过大以及缺乏运动、气温变化等,都可能成为引发肩膀酸痛的诱因。

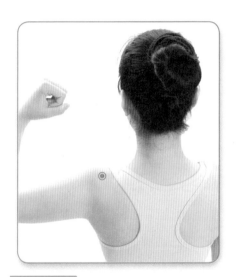

肩髎穴

快速取穴: 位于肩部,肩髃穴的后方约 1 寸,手臂外展后肩峰后下方的凹陷处,三角肌中。

按摩方法: 站立,双手交抱双肩,以拇指、食指、中指拿捏肩髎穴,左右两侧每次各 3~5 分钟。

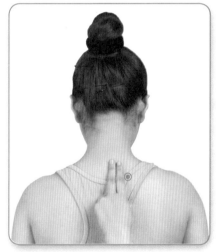

大杼穴

快速取穴: 位于背部,当第 1 胸椎棘突下,后正中线旁开 1.5 寸。

按摩方法: 正坐,头微向前俯,抬肘举手、向后伸至背部,以中指指腹按压大杼穴,左右两侧每次各 1~3 分钟。

饮食调理

葱爆牛肉

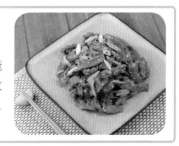

- **材料:** 牛肉 200 克,大葱 100 克,生姜、料酒、盐各适量。
- **做法:** 将牛肉洗净切片,放入碗中,加料酒、姜末、盐抓匀腌制 10 分钟,备用;大葱洗净切滚刀片,备用;炒锅放油烧热,放牛肉片翻炒至变色;再加入切好的葱片,与牛肉大火爆炒,略微调味即可出锅。

胃 痛

胃痛，即由脾胃受损、气血不调而引发的胃脘部疼痛，是以疼痛为主要症状的消化道常见疾病，多见于急慢性胃炎、胃溃疡、胃下垂等疾病。

⚘ 循经定位&按摩方法

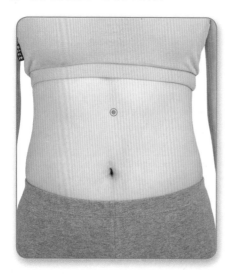

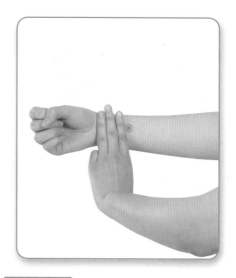

中脘穴

快速取穴：位于上腹部，体前正中线上，当脐中上 4 寸，胸骨下端与肚脐连线的中点处。

按摩方法：正坐，屈肘抬手，以中指指腹点压中脘穴，每次点压 1 分钟。

内关穴

快速取穴：在前臂掌侧曲泽与大陵的连线上，腕横纹上 2 寸，掌长肌腱与桡侧腕屈肌腱之间。

按摩方法：正坐，单手平抬，掌心向上，以对侧手拇指指尖垂直掐按内关穴，左右两侧每次各掐按 1 分钟。

小贴士

人们应注意改正不良的饮食习惯，饮食不应过酸、过甜、过咸、过苦、过辛、过硬，并忌食酒、咖啡、浓茶；不暴饮暴食，一日三餐应定时，数量要平均，间隔时间要合理。猴头菇是治疗消化系统疾病和抑制胃痛的佳品，可适当多食。

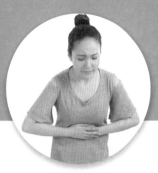

病理分析

当人们的身体外感邪气、内伤饮食、脏腑功能失调时，常导致气机郁滞、胃失所养，并由此引发胃部疼痛。中医认为，胃痛多因饮食所伤，脾胃受损而导致脾失健运；或是因胃气阻滞以致胃失濡养；或是情志失调以致肝气犯胃，最终引发胃部疼痛。

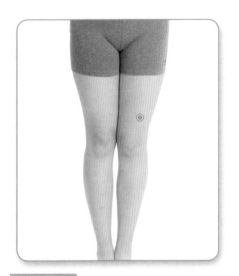

梁丘穴

快速取穴：屈膝，在大腿前侧，股外侧肌与股直肌肌腱之间，髌底上2寸处。

按摩方法：坐立屈膝，以拇指指腹按揉梁丘穴，每次按揉1分钟。

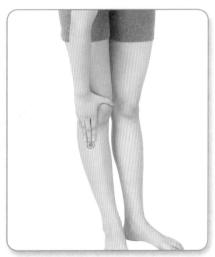

足三里穴

快速取穴：腿部伸直，单手张开以虎口围住同侧腿髌骨的上外缘，其他四指垂直向下，则中指指尖所在位置即是。

按摩方法：坐立屈膝，以拇指指腹垂直按压足三里穴，有酸痛、胀麻的感觉，每次按压2分钟。

饮食调理

干姜良姜粥

● **材料**：粳米100克，干姜5克，高良姜5克，红糖少许。

● **做法**：将粳米洗净，干姜、高良姜分别切片，与粳米一同放入锅中，加水500毫升，熬煮成粥后剔除干姜、高良姜片，加少许红糖调味即可。

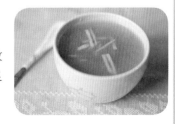

腰 痛

腰痛是指腰部一侧或两侧出现的疼痛症状,常常可以放射至腿部,生活中较常出现腰痛症状的人群以女性居多。

⊛ 循经定位&按摩方法

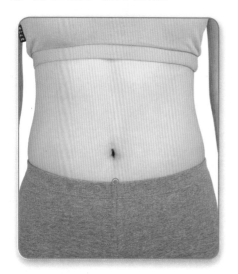 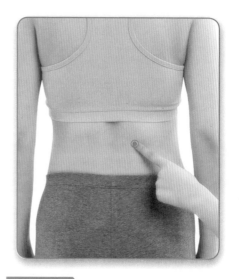

气海穴

快速取穴: 位于下腹部,体前正中线上,当脐中下 1.5 寸处,以仰卧姿势取穴为宜。

按摩方法: 仰卧位,以食、中、无名指三指并拢或单手手掌轻按揉气海穴,每次按揉 2 分钟。

肾俞穴

快速取穴: 位于腰部,当第 2 腰椎棘突下,后正中线旁开 1.5 寸处,即二指宽处,以俯卧姿势取穴为宜。

按摩方法: 俯卧位,双手伸展至背后腰部,以拇指指腹点按肾俞穴,每次点按 2 分钟。

小贴士

在从事体力劳动前,应热身,以让身体做好充分准备;要避免站立位负重,特别要避免勉强负重,注意劳逸结合,劳作中应尽可能时常变换姿势,并纠正不良的习惯性姿势;日常起居中要注意局部保暖,卧床休息时宜选用硬板床,须节制房事;每天坚持针对腰背、腹肌的锻炼。

病理分析

可能引发腰痛的诱因很多,通常为气血瘀滞或炎症等。其中急性腰痛多由外因引起,而慢性腰痛多由内因引起。如腰肌劳损,即属于一种慢性损伤,当腰骶部肌肉、筋膜、韧带等软组织疲劳过度,供血受阻,肌纤维产生大量乳酸,机体代谢产物积聚过多,导致局部出现炎症,便会引发腰骶部的弥漫性疼痛。

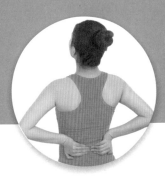

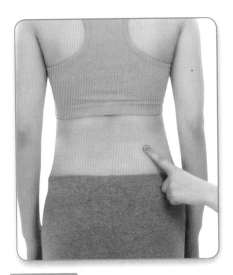

志室穴

快速取穴:位于腰部,当第2腰椎棘突下,后正中线旁开3寸处,以俯卧姿势取穴为宜。

按摩方法:俯卧位,双手伸展至背后腰部,以拇指指腹点按志室穴,每次点按1分钟。

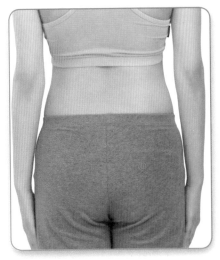

秩边穴

快速取穴:位于臀部,平第4骶后孔,骶正中嵴旁开3寸处,臀部梨状肌的下缘。

按摩方法:俯卧位,双手伸展至臀部,以拇指指腹点按秩边穴,每次点按1分钟。

饮食调理

枸杞羊肾粥

● **材料:**粳米100克,羊肉50克,羊肾1个,枸杞叶30克。

● **做法:**将羊肉洗净切碎,羊肾剖洗干净,除去内膜,切成细丝,备用;枸杞叶以清水煎汁,去渣取汁待用;将羊肉、羊肾、药汁与洗净的粳米同煮成粥,待熟烂后加盐调味即可。

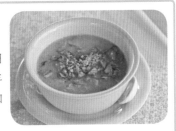

腹泻

腹泻是指排便次数明显增多、粪便稀软、水分增加，甚至带有脓血或黏液，是胃肠疾病中较多见的症状之一。

⚘ 循经定位&按摩方法

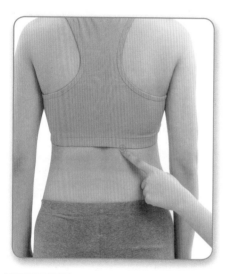

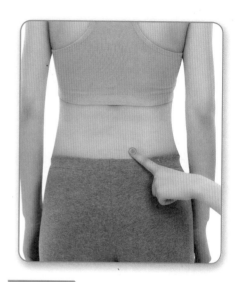

胃俞穴

快速取穴：位于背部，当第12胸椎棘突下，后正中线旁开1.5寸，即二指宽处，以俯卧姿势取穴为宜。

按摩方法：俯卧位，双手伸展至背后腰部，以拇指指腹按揉胃俞穴，每次按揉1分钟。

大肠俞穴

快速取穴：位于腰部，当第4腰椎棘突下，后正中线旁开1.5寸，即二指宽处，以俯卧姿势取穴为宜。

按摩方法：俯卧位，双手伸展至背后腰部，以拇指指腹按揉大肠俞穴，每次按揉1分钟。

小贴士

当发生腹泻时，须及时补充足够的维生素、矿物质、微量元素以及其他营养，但又不能加重胃肠道的负担，宜选择低脂少渣、清淡流质的饮食，如米汤、面汤、粥、鲜果汁等，不宜吃粗纤维、生冷、不易消化、刺激性较强、高脂肪类食物。日常生活中也应加强体育锻炼，提高身体对病毒的抵抗力；应特别注意饮食的安全、卫生，严防病从口入。

病理分析

人体胃肠道中的水分会通过分泌、吸收和排泄来维持一种动态的平衡，一旦平衡被打破，肠道内过多的水分就会刺激肠运动而引起腹泻。通常细菌感染、消化不良、饮食贪凉、食物中毒、肠道疾病等都可能引发腹泻。中医认为，腹泻是由于湿热侵体或内犯寒气，使脾胃受损而致。

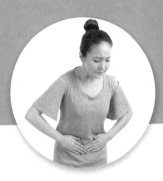

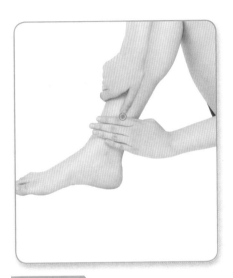

三阴交穴

快速取穴：位于小腿内侧，当足内踝尖上3寸，胫骨内侧缘后方。

按摩方法：单手拇指与其余四指相对扶住踝关节，以拇指指尖垂直点按三阴交穴，每次点按1分钟。

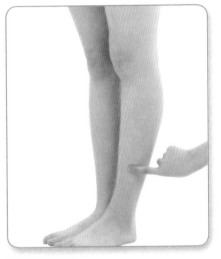

下巨虚穴

快速取穴：位于小腿前外侧，当犊鼻下9寸，胫骨前缘旁开一横指宽。

按摩方法：坐立屈膝，单手以拇指指尖垂直点按下巨虚穴，每次点按1分钟。

⑪ 饮食调理

扁豆山药粥

- **材料**：粳米60克，白扁豆60克，山药60克。
- **做法**：将白扁豆洗净以清水泡好，山药洗净、去皮、切丁，备用；将粳米淘洗干净，放入锅中，加入白扁豆和水煮至半熟，再加入山药，一同熬煮至烂熟即可。

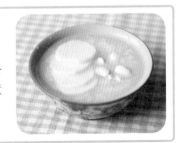

便秘

便秘,即人体排便的次数减少、间隔时间延长,在肠道内停留过久的粪便因失去水分的润滑而变得粪质干燥、排出困难,常伴随着腹胀、腹痛、腹部不适等症状。

循经定位&按摩方法

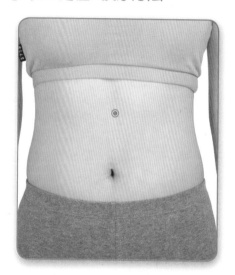

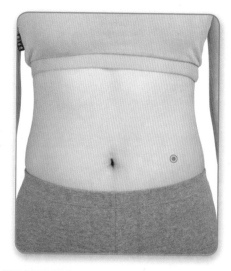

中脘穴

快速取穴:位于上腹部,体前正中线上,当脐中上 4 寸处,胸骨下端与肚脐连线的中点处。

按摩方法:仰卧位,将左手掌心叠放在右手手背上,以右手掌心揉按中脘穴,每次 1~2 分钟。

大横穴

快速取穴:位于腹中部,脐中旁开 4 寸处。

按摩方法:仰卧位,将两手抬起置于腹中部,两中指正对脐中,以两掌心顺时针按揉大横穴,左右两侧各 1~2 分钟。

小贴士

经常患有便秘的人应注意纠正不良的饮食习惯,禁食温燥类食物,少食性涩收敛的食物,多摄取富含粗纤维的蔬果及富含B族维生素的食物,及时为身体补充水分,养成每日定时排便的习惯;常坐办公室的人应避免久坐不动,不时起身活动一下,保持愉悦的心态;饮用凉白开或蜂蜜水均对缓解便秘有益。

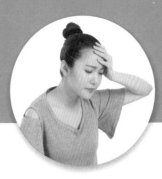

病理分析 每日进食量过少或摄入的膳食纤维不足,亦或者结肠运动缺少水分刺激,都会导致便秘。此外,年老体弱、缺乏运动、滥用药物、精神压力过大等,也可能导致排便困难,从而引发便秘。中医认为,胃肠燥热内结、肝脾气滞、阴寒凝结或血虚肠道失荣等是引发便秘的主因。

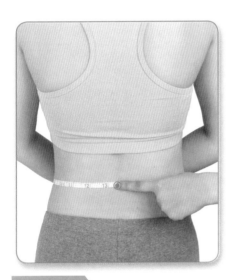

命门穴

快速取穴:位于腰部,当后正中线上,第2腰椎棘突下凹陷中,与肚脐位置齐平。

按摩方法:俯卧位,双手伸至背后,以两手中指叠置揉按命门穴,每次按揉1分钟。

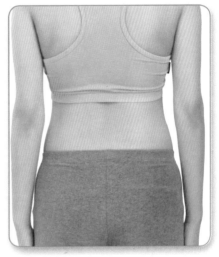

小肠俞穴

快速取穴:位于骶部,骶正中嵴旁开1.5寸,平第一骶后孔,以俯卧姿势取穴为宜。

按摩方法:俯卧位,双手伸展至背后腰部,以两拇指指腹按揉小肠俞穴,左右两侧每次各1分钟。

饮食调理

麻油拌菠菜

● **材料:** 菠菜250克,麻油15克,盐少许。

● **做法:** 将菠菜洗净,备用;锅中加清水煮至滚沸,加少许盐,将菠菜放入锅中稍稍焯3分钟,捞出沥水;将菠菜切成适口的小段,拌入麻油即可。

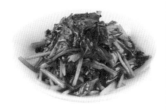

月经不调

月经不调是指由卵巢功能不正常引起的月经周期提前或拖后，行经日期紊乱以及经量过多或过少的常见妇科疾病，多表现为月经周期或出血量异常、月经期腹痛等。

循经定位&按摩方法

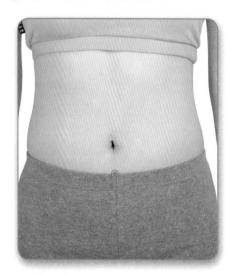

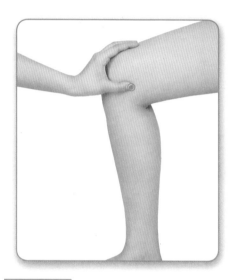

气海穴

快速取穴：位于下腹部，体前正中线上，当脐中下 1.5 寸处，以仰卧姿势取穴为宜。

按摩方法：仰卧位，以中指指腹或手掌掌心在气海穴回旋摩动，每次摩动 3 分钟。

血海穴

快速取穴：屈膝，在大腿内侧，髌底内侧端上 2 寸，当股内侧肌的隆起处。

按摩方法：坐立屈膝，以拇指指腹在血海穴做回旋摩动，左右两侧每次各 2 分钟。

小贴士

在日常生活中，女性应格外注意个人卫生，宜选择棉质、柔软、透气性好的内裤，勤洗勤换；保持规律的作息时间，不熬夜、不过度劳累；注意调整好健康的心态，保持心情愉悦，避免情绪波动；经期前宜吃些清淡、滋补、易于消化的食物，经期可多吃些富含铁质、滋补性食物，不宜吃生冷、辛辣类食物，经血量多者忌食红糖；避免身体受寒着凉，经期绝对不能性交；必要时须主动就医。

病理分析

月经是女性生理周期性变化的重要标志,下丘脑、垂体、卵巢三者间激素的调节均会对月经的周期性变化带来影响。因此,引起女性月经不调的潜在因素众多,外部环境、自身体质及其他疾病都可能成为其中的关键因素。

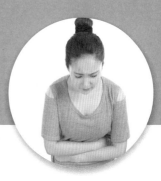

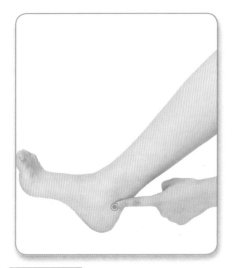

太溪穴

快速取穴: 位于足内侧,内踝后方,当内踝尖与跟腱之间的凹陷处。

按摩方法: 坐立屈膝,以食指指端按压太溪穴,左右两侧每次各按压3分钟。

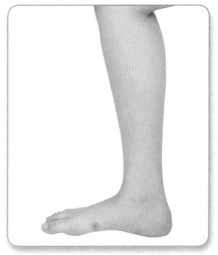

公孙穴

快速取穴: 位于足内侧缘,当第1跖骨基底的前下方,赤白肉际处。

按摩方法: 坐立屈膝,以中指指端垂直按压公孙穴,有酸、麻、痛感,左右两侧每次各3分钟。

⑪ 饮食调理

当归生姜羊肉汤

- **材料:** 羊肉400克,生姜20克,当归15克,盐适量。
- **做法:** 将羊肉洗净、切块,生姜、当归切片,一同放入砂锅中,加清水以大火炖煮,煮沸、起沫时撇去浮沫,转中火煮至羊肉熟烂,加盐调味即可。

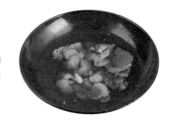